Maxine Havelange
Marie Magin

Quel est l'impact des massages MISA sur la concentration des enfants

Maxine Havelange
Marie Magin

Quel est l'impact des massages MISA sur la concentration des enfants

Un nouvel outil de gestion de classe

Éditions Vie

Imprint

Cover image: www.ingimage.com

Publisher:
Éditions Vie
is a trademark of
International Book Market Service Ltd., member of OmniScriptum Publishing Group
17 Meldrum Street, Beau Bassin 71504, Mauritius

Printed at: see last page
ISBN: 978-613-9-58949-4

Table des matières

Remerciements

Tout d'abord, nous adressons particulièrement nos remerciements à notre promotrice Madame Fiasse pour avoir accepté de promouvoir ce travail de fin d'études, ainsi que pour tout son accompagnement et son implication dans la réalisation de celui-ci.

Ensuite, nous tenons à remercier madame Brumagne pour nous avoir guidées concernant le choix de notre sujet de travail de fin d'études, ainsi que pour son encadrement et ses conseils dans le début de sa conception.

Nos remerciements vont surtout aussi à nos maitres de stage Mesdames Marjorie Debroux, Cécile André et Maïté Nicaise qui nous ont accueillies dans leur classe de troisième maternelle à l'Ecole Sainte famille de Braine l'Alleud et à l'Ecole des Religieuses Ursulines à Mons pour mettre en pratique les massages à l'école.

Finalement, un tout grand merci aux personnes liées de près ou de loin à l'aboutissement de ce travail de fin d'études, dont Isabelle Crespan, Sophie Otte, Pauline Lelièvre.

Introduction générale

Au fil de nos stages effectués en classe maternelle, nous nous sommes rendu compte que les enfants éprouvaient des difficultés à se concentrer lors des apprentissages. Ils sont stressés et agités à cause de toutes les sollicitations et contraintes du quotidien (télévision, tablette, activité physique, école, …).

Nous nous sommes retrouvées perdues face à ce problème dans nos classes de stage, malgré l'utilisation de toutes sortes de moyens et d'intermèdes classiques, conseillés par les professeurs de la Haute Ecole. Malgré cela, nous étions toujours aussi démunies face à ce problème. Nous avons donc décidé d'y remédier avec un autre outil, moins connu : les massages entre enfants.

Nous avons donc choisi les massages à l'école comme sujet pour notre travail de fin d'études, car sa pratique apporte un certain bien-être à l'enfant dans sa classe.

Nous accordons une certaine importance à ce bien être, avec un regard bienveillant de notre part.

Nous avons également constaté, que certains enfants éprouvaient des difficultés à finir leur travail, car ils étaient dans de mauvaises conditions d'apprentissage (chahut, faim, soif, fatigue, énervement, dispute, …). En effet, ils avaient des difficultés à se concentrer correctement sur leur travail à effectuer.

Ainsi, pour que l'enfant puisse se concentrer, il faut qu'il soit aidé par des outils tels que les massages. Ceux-ci lui permettront de se poser et de se centrer sur lui-même pour pouvoir aller jusqu'au bout du travail demandé.

Nous aimerions développer ces deux sujets dans ce travail de fin d'études : les massages et la concentration par une problématique « Quel est l'impact des massages « MISA » sur la concentration des enfants de troisième maternelle ? »

À travers cette problématique nous voulions amener les massages à l'école dans nos classes de troisième maternelle avant toute activité demandant de la concentration.

Nous avons ainsi voulu analyser l'impact des massages sur la concentration au travers de deux grilles : une basée sur des observations générales, l'autre basée sur l'observation d'une activité demandant de la concentration comme le mandala.

Finalement, ce travail de fin d'étude vise à répondre à toutes ses questions en lien avec notre problématique :

- Qu'est-ce que les massages ?
- Quelle technique de massage est à privilégier ?
- Comment amener les massages en classe ?
- Est-ce que les massages font partie de notre culture ?
- Quels sont les bienfaits des massages ?
- Qu'est-ce que la concentration ?
- Quelle est la différence entre la concentration et l'attention ?
- Sur quel test se baser pour évaluer la concentration ?
- Qu'est-ce qui influence la concentration ?
- À quel moment suis-je le plus concentré ?
- Combien de temps pouvons-nous être concentrés ?
- Pourquoi apprendre à se concentrer ?
- Comment se concentrer ?

La partie théorique de notre travail permettra de répondre à toutes ces questions.

Et la partie pratique permettra de voir les différentes activités pour amener les massages dans nos classes et d'observer l'impact des massages sur la concentration des enfants.

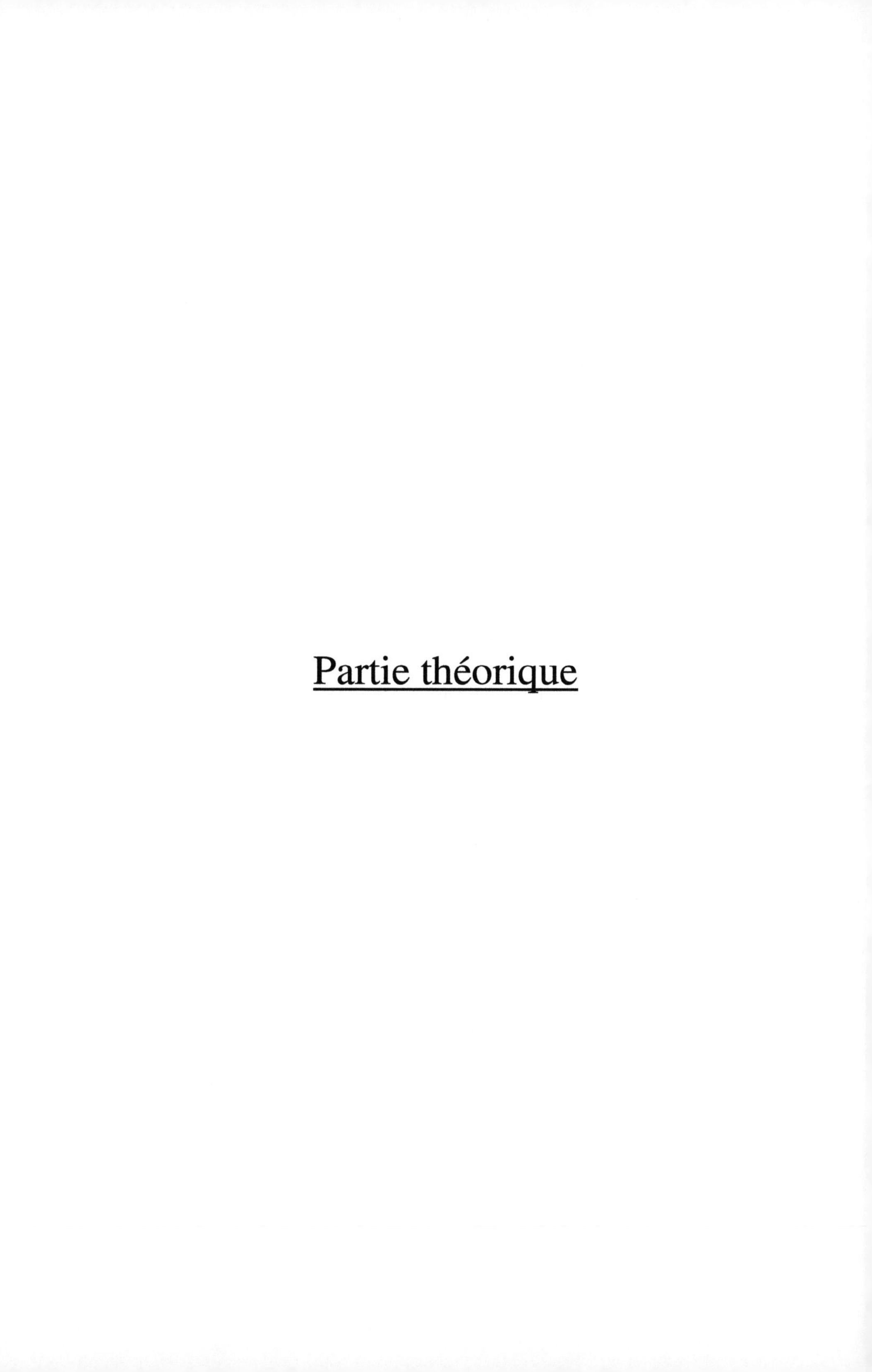

Partie théorique

Introduction de la partie théorique

Dans cette partie, nous avons réalisé des recherches sur nos sujets : les massages et la concentration.

Dans le premier chapitre, nous avons défini le terme massage et nous avons recherché les différents types de massages, ainsi que choisi les techniques à privilégier pour apporter de la concentration aux enfants. Nous avons pu alors mettre en place le programme MISA (Massage In Schools Association), les massages en duo qui sont des types de massage par effleurage et par pétrissage.

Les massages en duo ont été choisis, car les pédagogies de nos classes prônent la coopération, l'entraide et l'empathie à l'école ; nous avons tenu à respecter ces 3 points.

Nous sommes également attentives aux valeurs qu'offre le programme MISA qui a pour propos : « nous sommes convaincues que si des adultes font tout leur possible afin que les besoins de l'enfant soient comblés au cours de son développement, l'enfant y gagnera en solidité et en sécurité ». (Programme de massage à l'école, 2010) .

Et pour terminer ce chapitre un, nous avons parlé de l'automassage.

Pour le deuxième chapitre, nous avons développé l'importance du toucher et la manière d'amener les massages en classe ainsi que ces bienfaits.

Pour le troisième chapitre, nous avons défini et différencié les termes attention et concentration. Puis, nous avons découvert les temps et les moments propices à la concentration. Mais également, les facteurs favorables et nuisibles à la concentration.

Nous terminerons par un dernier chapitre qui est le lien entre massage et concentration avec les différents auteurs et scientifiques sur lesquels nous nous sommes basés pour établir ce lien.

À partir de ces nombreuses recherches réalisées pour rédiger ces chapitres, nous avons pu établir nos activités pratiques pour répondre à notre question de départ : « Quel est l'impact des massages « MISA » sur la concentration des enfants de troisième maternelle ? ».

Premier chapitre : le massage

1. Définition du massage

Étymologiquement, le mot "massage" « vient de l'arabe « masah » qui signifie presser légèrement, palper » (CFDRM, 2010) d'après le Centre Français de Documentation et de Recherches sur les Massages.

Voici quelques définitions pour mieux comprendre la notion de massage :

Selon la Commission des Praticiens en Médecine Douce du Québec (CPMDQ, 2006), la massothérapie est « une thérapie par le massage qui consiste à un traitement thérapeutique traitant et soulageant les douleurs d'une personne par des manœuvres effectuées avec les mains et différents onguents ou huiles. Les soins en massage peuvent faire appel à plusieurs techniques dont le but visé est la relaxation de groupe musculaire et la détente de la personne dans l'optique de la santé globale. »

Et d'après le Larousse Médical (Larousse, 2008), le massage est « un ensemble des techniques utilisant les mains (pétrissage, pressions, vibrations, etc.) et s'exerçant sur différentes parties du corps dans un dessein thérapeutique. »

Ces trois définitions ont pour point commun de définir que le massage a un but thérapeutique et qu'il est effectué avec nos mains en exerçant de pressions.

2. Différents types de massage

Sur base du livre « Massage anatomie et techniques » de (Altman & Ellsworth, 2001) et des site web « www.1001massages.com » (1001massages, 2019) et https://massage.ooreka.fr (Hornoy, 2019), nous avons pu faire un inventaire de différentes techniques utilisées en massage :

- Effleurage : massage caressant et doux à mouvements circulaires réalisés par la paume de la main sur la longueur d'un muscle → il élimine les tensions et relaxe, il permet la mise en confiance entre le masseur et le massé. Cette technique se réalise avant et après le massage pour échauffer les muscles (très souvent utilisé dans le milieu sportif).
- Friction : massage profond appliqué par des mouvements circulaires rapides du pulpe (partie molle de la phalange distale) du pouce sur les os, ligaments ou tendons → il permet l'élimination des graisses et l'apaisement des contractures musculaires et articulaires.
- Pétrissage : massage à pressions légères et roulantes réalisées par le talon de la main sur toute la largeur d'un muscle comme les hanches, les cuisses, les mollets, les épaules → il permet la détente et le bien-être. Celui-ci augmente également la souplesse de ces parties du corps fortement sollicitées au quotidien et diminue le risque de crampes musculaires.
- Tapotement/piratage : massage stimulant et vibratoire de gifles légères ou côtelettes de karaté, succession rapide de battements réalisés avec les deux mains en alternance sur les fesses, les cuisses, les mollets ou les épaules (large surface de chair)→ il permet de chauffer les graisses et de préparer les muscles à faire un effort physique intense.

- Palper-rouler : massage énergique où la peau est pincée entre le pouce et les autres doigts → il permet l'élimination des graisses à l'intérieur des cuisses, des fesses et des hanches.

Par cet inventaire, nous pouvons dire que les massages tels que l'effleurage et le pétrissage favorisent la concentration. Ces types de massage sont alors à pratiquer en classe maternelle pour notre travail de fin d'études dans le but de répondre à la question « Quel est l'impact des massages sur la concentration des enfants de troisième maternelle ? ».

Nous avons donc décidé de réaliser les massages en duo du programme MISA que nous vous présentons dans le point suivant, car ceux-ci sont des massages de type effleurage et pétrissage montrant leur impact sur la concentration des enfants.

Pour les massages d'effleurage, il y a les mouvements : frotter en cercle, effectuer des pressions, glisser sur le corps, tenir quelques secondes, effectuer des frottements dans le programme de massage MISA.

Pour les massages de pétrissage, il y a les mouvements : pétrir, presser fermement, presser doucement, pression plus fort/lente/rapide, exercer une légère pression, faire des appuis successifs dans le programme de massage MISA.

3. Le programme MISA

Le programme MISA signifie « Massage In School Association », est un programme qui pratique les massages en duo et qui a pour mission « d'offrir une formation professionnelle de grande qualité à tous les enseignants et adultes bienveillants prêts à instaurer le toucher sain et nourrissant dans les écoles » (Hétu, 2011), p5.

Nous avons décidé de choisir ce programme étant donné que celui-ci met en pratique des massages en duo. Ce type de massage est adapté à nos classes de stage car dans chacune d'elles la coopération, l'entraide ainsi que l'empathie sont importantes. Notamment à l'école Sainte Famille qui privilégie l'éducation par soi-même et par le respect de l'autre. Ainsi qu'à l'école des Ursulines où chacun apprend à respecter les autres dans leur personne et dans leurs activités. Ceci est en concordance avec les valeurs du programme MISA qui prône le respect et la bienveillance pour permettre à l'enfant de se développer dans un milieu sain et sécurisant.

4. L'automassage

Nous avons décidé également d'inclure un automassage dans notre pratique dans les deux cas suivants :

- L'enfant refuse de se faire masser.
- L'enfant a besoin de se recentrer seul.

Cet automassage du nom de « lunettes invisibles », cité par (Castelle-Marie, et al., 2018) est basé sur les exercices du Docteur Roger (médecin et psychiatre travaillant sur la psycho sensorialité) et est le même geste réalisé sur le dos pour le massage « lunettes » de MISA.

Cet automassage consiste à :

1. Frotter ses index l'un contre l'autre.
2. Poser son index droit ou gauche au creux de son nez entre les deux yeux.
3. Faire le tour de son œil gauche en commençant par le sourcil puis en redescendant sous l'œil.
4. Revenir au-dessus de son nez.
5. Faire le contour de l'œil droit de la même manière de façon continue

Ainsi, le mouvement de cet exercice « trace le symbole 8 couché ou signe de l'infini, « cet automassage apprend à mieux se concentrer sans effort » (Castelle-Marie, et al., 2018)p.48, d'après la théorie de monsieur Vittoz.

La pratique de l'automassage ∞ propice à la concentration, a pour objectifs selon la méthode éducative 3C (Milot-Littee, 2013)p.25, de :

- « Calmer ;
- Equilibrer les deux hémisphères ;
- Recentrer ».

Deuxième chapitre : les conditions d'applications

1. Le tabou de toucher l'autre

Dans la plupart des pays et des cultures, le toucher est un sujet tabou. On vit dans une société « où on ne se touche pas ». Nous pouvons le constater par cette étude (Hétu, 2011), p 69, menée par le programme MISA sur différentes cultures, qui montre :

- À Porto Rico, on se touche 180x/h ;
- À Paris : 110x/h ;
- Aux États-Unis : 2x/h ;
- À Londres : 0x/h.

Cette étude montre qu'en Europe (Londres et Paris) le sens du toucher n'est pas autant valorisé qu'à Porto Rico. Il est vu d'une façon malsaine par rapport aux enfants (objet d'abus). Les médias véhiculent et contribuent à cette idée. Ce qui rend donc problématique et tabou le massage à l'école. De plus, les enfants n'ont pas une vision positive du toucher, il a souvent une connotation négative comme par exemple : la bagarre, faire mal à l'autre, …

Mesdames Calecki et Thevenet confirme aussi que le toucher est un sujet tabou en précisant que « notre culture occidentale a codifié très strictement les communications par contact, le toucher est pour beaucoup, synonyme de « tripotage » associé à la sexualité et à l'interdit. » (Calecki & Thevenet, do - in et massage pour enfants : je donne, je reçois, 1995) p.18.

Cependant et fort heureusement, les médecines douces ainsi que les sports avec contact physique (foot, danse, lutte) permettent d'oublier la connotation négative du toucher.[1]

2. Pour quel public ?

Il est conseillé selon l'ABME (Association Belge de Massage à l'Ecole) de pratiquer le massage à l'école avec des enfants âgés de 4 à 12 ans, c'est-à-dire à partir des classes de 2ème maternelle jusqu'en 6ème primaire, cité par (Hétu, 2011).

3. Règles

Il y a deux règles très importantes à respecter lors de la pratique du massage selon le programme MISA :

La première est de demander la permission de masser et de toucher l'autre.

La deuxième est de remercier la personne pour nous avoir permis de lui offrir un massage.

Un enfant a tout à fait le droit de refuser, c'est son choix et il faut le respecter. Dans ce cas, l'enfant peut se mettre sur le côté et observer les autres. Il profitera indirectement du climat de classe qui s'est installé.

---

[1] Il est important de savoir que dans le programme MISA, les massages se font uniquement entre enfants, le formateur ou l'institutrice n'ont pas de contact avec les enfants. Les gestes se montrent dans « l'air » ou sur un adulte.

4. Deux techniques de massage

Madame Plenger (Plenger, 2014), fondatrice et formatrice du massage à l'école, nous préconise qu'il est préférable de commencer par la technique d'auto-massage (massage sur soi) tiré du « do-in » (massage sur les méridiens). Par l'automassage, l'enfant pourra apprendre le « geste juste » sur lui-même et le perfectionner avant de le faire sur les autres enfants.

Ensuite, on peut passer au massage dit « en duo » (massage mutuel) qui est le but du massage à l'école. Ces massages travaillent le développement du schéma corporel, ce qui est important pour que les enfants prennent conscience de leurs limites et celles des autres. Cela leur permet également de mieux communiquer avec leur corps.

5. Comment s'organise une séance ?

Sandrine Tirlo (Tirlo, 2019), institutrice en massage à l'école, qui a exercé les massages dans une école à Etterbeek (La colombe de la Paix) et le programme MISA (Hétu, 2011) pointent 6 éléments à prendre en compte pour une organisation optimale d'une séance de massage :

a) Rythme de mise en place

« Être dans la même classe, au même moment, tous les jours ; il est préférable que la routine se fasse dès le commencement de la journée et de manière répétitive, afin de ritualiser cette pratique. » (Hétu, 2011) p. 57.

b) Environnement

Au niveau du local de classe : il doit être parfaitement adapté pour pratiquer le massage c'est-à-dire : être dans une pièce chaude, confortable, sans distraction, avec présence ou non de musique ou chanson calme et régulière à rythme stable, avec/sans huile essentielle de clémentine (huile qualifiée d'équilibrée pour les enfants).

Installer un climat de respect, de calme, de bien-être.

La luminosité doit être réduite pour créer une ambiance de détente, on peut fermer les rideaux et éteindre la lumière pour obtenir une ambiance tamisée.

On peut ajouter des odeurs de mandarine (car son odeur est qualifiée d'équilibrée pour les enfants) à l'aide d'un diffuseur ou d'un brûleur à huile essentielle.

Il est important de noter que la classe doit rester telle quelle, il ne faut pas tout chambouler dans la disposition. (Annexe n°2 p.I : le pairage, les positions et l'environnement)

(conseillé par (Hétu, 2011)).

c) Règles et objectifs

Tableau A : les règles et objectifs du massage

4 règles	6 objectifs
1) Je suis calme 2) Je suis doux 3) Je demande la permission 4) Je dis merci	1) Apprendre à se connaitre autrement. 2) Apprendre à se parler de manière positive (avec l'autre). 3) Apprendre à être attentif aux autres et à soi. 4) Apprendre à se sentir bien dans son corps, se détendre. 5) Apprendre à avoir du plaisir. 6) Apprendre à se concentrer

Les règles et objectifs sont à communiquer aux enfants sous forme imagée. (cité par (Hétu, 2011)).

En annexe n°1 et 3, vous trouverez, donc l'illustration de ceux-ci.

d) Pairage des enfants

Le jumelage des enfants consiste à ce que les enfants se regroupent par deux pour effectuer les massages : au hasard, par affinité, avec des images, par sexe, par couleur de cheveux, par tempérament, par taille, …

e) Positions

Plusieurs positions sont possibles pour faire le massage :

1. Le massé est assis à califourchon sur une chaise tandis que le masseur se place debout derrière lui.
2. Le masseur est debout derrière l'enfant massé assis sur un tabouret.
3. Le masseur est assis sur ses genoux derrière le massé assis en tailleur.
4. Le masseur et le massé sont tous deux assis en tailleur.

Par après, inverser les rôles du masseur et du massé.

- Ces massages se font par-dessus les vêtements des enfants et dans les zones telles que le dos, la tête et les bras.
- Il est à noter que le masseur et le massé doivent toujours rester en contact, c'est-à-dire que le masseur doit toujours avoir au moins une main sur le massé.

6. <u>Gestes du massage et la routine</u>

Un maximum de 2 ou 3 mouvements sont appris par semaine.

Il est important de respecter la chronologie des gestes de massage de la routine afin que les enfants apprennent les gestes justes dans l'ordre et que cela devienne une « routine ».

Enseigner la routine demande de voir les mouvements et entendre la description de la routine.

La routine de massage dure 30 minutes et l'apprentissage des mouvements d'un massage dure environ 10 min.

Un exemple de planification des séances de massage se trouve en annexe n° 4 p.III.

Troisième chapitre : la concentration

1. Définitions de l'attention et de la concentration

Notre travail de fin d'études étant basé sur la concentration, il est nécessaire de définir et de distinguer un terme généralement proche : l'attention.

En se basant sur les définitions du site web du Larousse (Larousse, 2008) l'attention est la « Capacité de concentrer volontairement son esprit sur un objet déterminé » et de William James (psychologue américain du XIXe s), qui définit l'attention comme « la prise de possession par l'esprit, sous une forme claire et vive, d'un objet ou d'une suite de pensées parmi plusieurs qui semblent possibles [...] Elle implique le retrait de certains objets afin de traiter plus efficacement les autres ». (James, 2016)

Et de la définition de la concentration du site web du Larousse (Larousse, 2008) « Action de concentrer, fait de se rassembler, de se réunir ; état de ce qui est ainsi réuni. Action de faire porter toute son attention sur un même objet »

Nous pouvons dire que l'attention est une capacité cognitive volontaire de l'esprit. Elle permet de se focaliser sur une tâche déterminée et de négliger tous les facteurs qui pourraient perturber l'exécution de cette tâche. L'attention se réfère également au fait de se recentrer.

La concentration, quant à elle, est une canalisation de notre énergie sur une seule tâche à durée limitée. Elle nécessite un grand effort demandant de l'attention et une intention de faire la tâche.

Figure A : reproduction du lien entre attention et concentration tiré de (UQAM, 2017) p.7

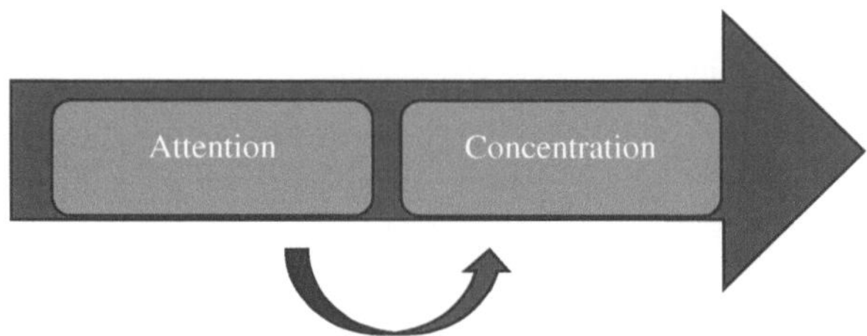

Ces deux termes vont de pair mais la concentration est définie plus précisément, alors que l'attention est un mot beaucoup plus vague et dit couramment, nous avons donc décidé d'étudier la « concentration » pour ce travail de fin d'études.

2. Quand est-on plus concentré ?

D'après les études d'Hubert Montagner cité par (Montagner, Les rythmes majeurs de l'enfant, 2009), psychophysiologiste dans le champ du développement, du comportement et des rythmes de l'enfant, il y aurait des moments propices à la concentration où l'enfant est plus apte à travailler :

- Après 9h/9h30, il y a augmentation de la vigilance et du nombre d'élèves mobilisant leurs processus cognitifs.
- Jusqu'à 11h/11h30 nous sommes au maximum de notre concentration.
- Après 15h jusqu'à 16h30 notre taux de vigilance et d'attention augmentent.
- Après 16h les temps sont propices aux activités physiques et sportives.

En conclusion, pour un enfant de 5-6 ans, la durée journalière d'activité se résume à 2 ou 3 heures maximum, la durée maximale de concentration étant de 15 minutes consécutives. Il s'agit de temps maximaux pendant lesquels la vigilance et l'attention sélective des enfants sont suffisamment élevées, pour que les savoirs et les connaissances soient correctement transmises. Chaque élève pourra alors dans ce contexte mieux comprendre et apprendre.

Voici un schéma tiré de la page 38 (Janvier & Testu, 2005) d'un article de Janvier (attaché temporaire d'enseignement et de recherche) et de Testu (chronopsychologue) qui nous communique les variations journalières de l'attention avec des enfants de 4-5 ans. Ces derniers ont été effectué 4 fois dans le courant d'une journée. Ces schémas nous permettent de voir le pourcentage d'enfants attentifs et à quelle heure ils le sont.

4-5 ans (MS maternelle)

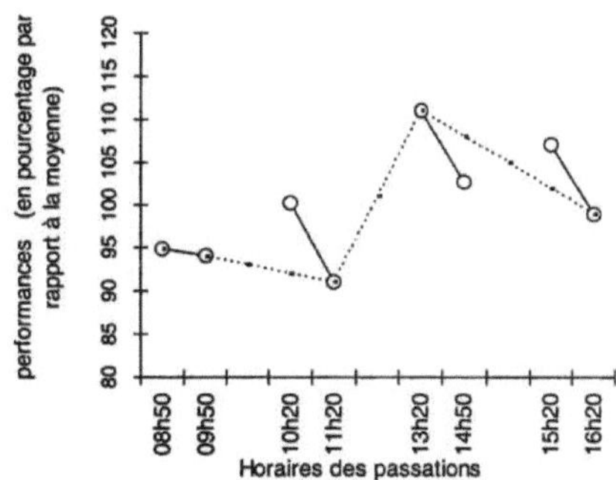

(Janvier & Testu, 2005), p.38

Ce schéma montre la corrélation entre les moments d'Hubert Montagnier et la recherche de messieurs Janvier et Testu, où nous pouvons constater qu'entre 11h20 et 13h20 il y a un pic de notre performance de concentration qui augmente et après, celui-ci diminue.

D'après des études suédoises aussi, les enfants seraient plus calmes et mieux concentrés si le massage est fait au cours de la première moitié de la journée (Hétu, 2011)

3. Combien de temps de concentration ?

Tableau B : le temps de concentration d'un enfant augmentent avec l'âge (tiré de (Vidal, 2009)):

Temps de concentration	Âge
15 minutes	Vers trois à quatre ans
20 minutes	Vers cinq ans
30 minutes	Vers sept ans
40 minutes	Dix ans

Il est donc indispensable de varier régulièrement les activités scolaires. Au-delà de ce temps, l'enfant va se fatiguer, il n'écoutera plus et éprouvera le besoin de bouger ou de laisser vagabonder son esprit. En troisième maternelle, le temps de concentration est de maximum 15 à 20 minutes.

4. Quels facteurs influencent la concentration ?

Plusieurs variables peuvent influencer la concentration selon monsieur Ruph (Ruph, 2010) , professeur à l'Unité d'enseignement et de recherche en sciences de l'éducation au Canada, en voici un tableau récapitulatif :

Tableau c : les variables influençant la concentration

Les facteurs favorables	Les facteurs nuisibles
✓ Un environnement approprié : choix des moments de la journée, des lieux et des conditions de travail. ✓ Un démarrage rapide : se mettre dans un état de concentration en moins d'une minute permet d'augmenter efficacement l'utilisation du temps disponible et la satisfaction intérieure. ✓ Être reposé et en forme : bonne condition physique et alimentaire et temps de sommeil suffisant	✓ La fatigue physique et nerveuse : il n'est pas conseillé d'étudier après la pratique intensive d'un sport, en fin de journée ou de période d'étude prolongée. ✓ Une mauvaise hygiène de vie : activités physiques insuffisantes, nutrition inadaptée, loisirs et distractions insuffisantes. ✓ Les problèmes personnels : les déséquilibres affectifs et les préoccupations matérielles. ✓ Les expectatives pessimistes : l'anxiété, la peur de l'échec, un niveau élevé de stress. ✓ Les attitudes négatives : le manque d'intérêt pour la tâche, un langage intérieur négatif, la lenteur à démarrer. ✓ Les distractions de l'environnement : bruit de porte, personnage de passage, affichages, tableaux, matériels de classe

5. Pourquoi apprendre aux enfants à se concentrer ?

D'après notre expérience et la méthode Vittoz (Castelle-Marie, et al., 2018) ainsi que le programme MISA (Hétu, 2011), un enfant qui n'arrive pas à se concentrer va très vite être démotivé et découragé. Il va commencer une activité, mais ne va pas finir totalement. Les exercices de « recentration » comme les massages permettent à l'enfant de l'aider à maintenir son attention et de favoriser la concentration de l'enfant ainsi que de mieux la maitriser.

6. Comment se concentrer ?

« Nous pouvons nous concentrer en étant dans un climat de détente et de sécurité pour réaliser des gestes de massages dictés par des consignes précises » (Castelle-Marie, et al., 2018) p. 2.

7. Les avantages de développer un meilleur contrôle de la concentration selon Ruph (Ruph, 2010)

- « Ne pas manquer une information importante
- Pouvoir se concentrer rapidement sur une tâche
- Devenir plus résistant aux distractions
- Rester concentré plus longtemps
- Avoir moins d'efforts à fournir pour rester concentré
- Maximiser l'utilisation de ses ressources intellectuelles »

8. Les tests de concentration

Nous avons effectué plusieurs recherches de tests ou grilles (voir annexes X à XVIII) pour prouver que l'enfant était concentré en classe et à partir de ceux-ci nous avons réalisé notre grille d'observation à travers des indices observables (Annexe 8 p.V-VI).

Parmi nos recherches, nous pouvons par exemple citer le test de Conners (Conners, TDAH.be, 2019) qui permet de visualiser les problèmes courant que les enfants peuvent présenter à l'école. Il est utilisé pour les enfants souffrant de TDA/H (trouble de l'attention avec ou sans hyperactivité). – Annexe X.

Il y a aussi le questionnaire d'évaluation de Poulin (Poulin, 2007) qui est un questionnaire d'évaluation de l'attention, du comportement et de l'agitation chez les enfants et adolescents. – Annexes XI-XIV.

Pour Boudreault (Boudreault, 2019) , il s'agit plutôt d'une échelle pour évaluer le TDAH - Annexes XV-XVI.

Et pour finir, l'échelle d'évaluation de Swanson (Swanson, Nolan, & Pelham, 1994) qui comprend les critères pour évaluer le TDAH pour trois symptômes : l'inattention, l'hyperactivité/impulsivité, le trouble oppositionnel avec provocation. – Annexes XVII-VVIII.

Sur base de ces différents tests, nous avons élaboré notre grille d'observation (Annexe V), utilisée en pré-test et en post-test, pour voir l'impact des massages sur la concentration des enfants.

9. Activités qui demandent la concentration

Parmi les activités demandant la concentration, il existe :

- Les mandalas ;
- Les puzzles ;
- Les rituels ;
- La motricité fine, …

Nous avons choisi le mandala pour observer l'impact des massages sur la concentration.

Selon le site web du Larousse (Larousse, 2008), le terme « mandala » vient du sanskrit (indien) et signifie « cercle, circonférence, c'est un diagramme symbolique représentant l'évolution et l'involution de l'univers par rapport à un point central ». Il est utilisé principalement en Inde et au Tibet, dans le bouddhisme et indouisme, comme objet de méditation.

D'après Cunningham (Cunningham, 2014), « la forme du mandala est circulaire avec un centre autour duquel il y a de nombreux dessins différents qui se multiplient symétriquement de l'intérieur vers l'extérieur à partir du centre. Le mandala se réalise à l'aide de toutes sortes de matériaux : crayons de couleurs, feutres, peintures, pastels, minéraux, végétaux, broderies, tissus… ».

A l'école, on propose aux enfants de colorier ou de créer un mandala individuellement pour favoriser leur concentration car le mandala est très vite captivant à colorier.

En effet, son organisation ronde et centrée est stimulante et induit un calme et une concentration chez l'enfant.

Ainsi, madame Pré (Pré, 1989), institutrice maternelle et première pratiquante du mandala en classe en France, confirme sa fonction : « Le mandala possède une double efficacité : conserver l'ordre psychique, le rétablir s'il a disparu. Le rappel du centre, implicite à chaque instant de travail, unifie et rééquilibre. [...] suggérer d'approfondir le thème du mandala, c'est aider les enfants à s'organiser contre la dispersion, à se consolider, à se 'recentrer'. » » cité par (Pré, 1989) p.2.

Le mandala peut donc être utilisé comme rituel ou intermède transitoire après un moment d'agitation (récréation) et ainsi rendre son tempérament plus calme pour que l'enfant se reconcentre sur lui-même.

Attention, cependant le sens du coloriage doit être respecté ; l'enfant coloriant de l'extérieur vers l'intérieur va solliciter sa concentration (règle 1 - Annexe n°7 p.IV) et lui permettre de se recentrer alors que colorier de l'intérieur vers l'extérieur permet le divertissement, la création et la relaxation.

En ce qui concerne le niveau préscolaire :

- L'enfant a le choix de prendre le mandala qui l'attire le plus.
- Avant de commencer le mandala, l'enfant doit, si possible, réfléchir aux couleurs ou motifs qu'il va utiliser et à l'emplacement où il va les placer : on colorie toujours la même forme de la même couleur (règle 2 - Annexe n°7)
- Le mandala peut être décoré à l'aide de crayons, marqueurs, aquarelle, pastels, gommettes avec une variété de couleurs différentes.

- Le mandala peut être pré-dessiné avec des motifs existants où l'enfant colorie ceux-ci (Annexe n° 5 : exemples de mandala à colorier)
- En progression, le mandala peut être libre où l'enfant recourt à son imagination pour dessiner les motifs à l'intérieur des cercles. (Annexe n°6: exemple de mandala à dessiner)
- Les motifs dessinés dans les mandalas sont très simples sans détails et surplus ou surcharge visuelle pour les enfants. (Annexe n° 5 : exemples de mandala à colorier)
- Un mandala ne doit pas être directement achevé à la fin de la séance (5 minutes), il peut être terminé à la séance suivante et on ne prend pas un nouveau mandala si le précédent n'est pas fini.
- Pour respecter les deux règles, en progression, commencer par des modèles à formes neutres puis aller vers des motifs (personnages, animaux, ...).

Quatrième chapitre : le lien entre les massages et la concentration

1. Des études qui étudient l'impact des massages sur la concentration

Des études prouvent que le massage favorise la concentration :

A Miami, en 1997, une équipe du TRI (Touch Research Institute) dirigée par Field, un psychologue, a fait une étude (cité par (Vanderbilt, 2003)), sur l'effet de la massothérapie sur 22 enfants autistes. Elle étude a révélé une diminution de l'anxiété et une augmentation de la capacité d'attention des enfants.

Également supervisées par le TRI, plusieurs études (cité par (Vanderbilt, 2003)),sur le stress au travail ont montré qu'un « massage sur chaise » de 15 minutes par jour durant 1 mois (dos, épaules, cou et tête) provoquait un renforcement de la concentration et de l'attention (visible à l'EEG), une diminution du stress (cortisol), de meilleures performances cognitives (plus de rapidité et de précision dans la réalisation de tâches de calculs), une dynamisation de l'esprit d'équipe, une augmentation de l'attention, une amélioration de la créativité, une diminution de l'absentéisme au travail et une augmentation de la motivation.

La recherche de preuves et d'études sur l'impact des massages sur la concentration a été difficile car ce type d'études chez les enfants d'âge préscolaire et sans déficit est inexistant. Cependant, via cette étude sur les enfants autistes nous avons pu voir que les massages renforçaient leur concentration.

Mais au travers de différents livres basés sur les massages, des auteurs et praticiens de massage ont pu confirmer l'impact de ceux-ci sur la concentration.

Nous pouvons relever :

- Calecki & Thevenet qui disent « un des apportss du massage est la centration sur soi » (Calecki & Thevenet , do-in et massage pour enfants : je donne et je reçois, 1995) p.37
- Elmsäter et Hétu ont pour propos : « les massages permettent aux enfants de se concentrer pendant plus longtemps » (Hétu, 2011) p.66.

2. La concentration fait partie des bienfaits du massage en duo

Les bienfaits des massages selon le programme MISA (Programme de massage à l'école, 2010) et Asselborn (Asselborn, 2011) sont :

- « Rend plus calme ;
- Réduit le niveau de stress ;
- Diminue l'agressivité ;
- Amène une meilleure connaissance de soi et des autres ;
- Favorise la détente et l'esprit créatif ;
- Améliore la concentration facilitant l'apprentissage ;
- Favorise l'empathie, le respect & la communication ;
- Améliore les relations entre enfants ;
- Contribue à la réussite scolaire ;
- Assure un meilleur fonctionnement du système nerveux autonome ».

Parmi les bienfaits des massages, nous avons décidé de cibler la concentration pour ce travail de fin d'études.

3. Les sens aident à fortifier la fonction réceptive du cerveau selon Archawski et Dugenet (Archawski & Dugenet, 2018) p.4-5.

Dans sa méthode, Vittoz parle du contrôle cérébral. Celui-ci a deux rôles : la réceptivité et l'émissivité. Nous voulons retenir votre attention sur le terme réceptivité.

« La réceptivité consiste à percevoir le monde qui nous entoure avec ses 5 sens, cela aide à fortifier la fonction réceptive du cerveau. Ce qui permettra à l'enfant de développer une concentration efficace et reposante. » (Archawski & Dugenet, 2018) p.4-5.

Ainsi, par cette définition de la réceptivité de monsieur Vittoz, nous retrouvons un des 5 sens : le toucher, qui est utilisé par la pratique des massages. Cela montre que les massages peuvent faciliter la concentration des enfants.

4. Le rôle du cortisol

Nous avons pu avoir une définition sur le cortisol d'après le docteur en médecine générale monsieur Capizzi (Capizzi, 2019) :

« Le cortisol est surnommé l'hormone du stress, celle-ci étant produite naturellement par notre organisme chaque jour.

Une production normale de cortisol permet au corps de mieux fonctionner au niveau des fonctions cognitives.

Toutefois, en excès, cette hormone a un effet anti-inflammatoire naturelle qui permet de diminuer les douleurs et les réponses immunitaires du corps.

Il est important de signaler que le cortisol permet à notre corps de réagir de façon adéquate face à une situation stressante ou dangereuse, le taux de cortisol augmentera face à ce genre de situation. »

Les statistiques de Duquesne sur l'impact des massages sur le cortisol ont permis de le prouver. En voici une brève description : à partir d'une étude basée sur la théorie de l'importance du contact physique entre une mère et son enfant réalisée par Harlow [2], Duquesne a établi des expériences pour démontrer l'impact des massages sur la production du taux de cortisol. Voici un extrait de ses résultats statistiques obtenus pour un sujet testé :

Figure B – « Tableaux et valeurs de chaque sujet pour les massages » des annexes p.38 tiré de (Duquesne , Incidence du massage holistique®, 2007) et annexe II tiré de (Duquesne, Annexes de l'incidence du massage holistique sur le taux de cortisol, 2007).

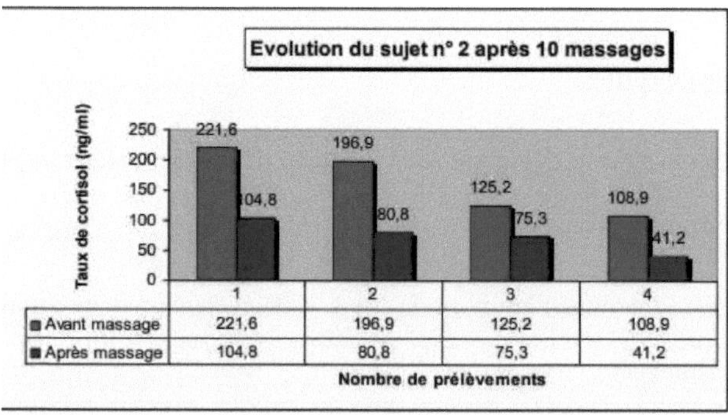

[2] Harlow a séparé des bébés macaques rhésus (singes proches du fonctionnement social et affectif de l'homme) de leurs mères pour voir leurs réactions. Ils étaient placés dans des cages où se trouvaient deux objets : un biberon rempli (alimentation) et une peluche (affectif) qui ressemblait à un macaque adulte. Cette peluche n'avait aucun type de nourriture à offrir au bébé. Il a pu observer que les bébés préféraient la peluche au biberon car la peluche leur rappelait leur mère qui leur procuraient une certaine sécurité, de l'affection. (Tiré de (Mascaux, 2012)).

Par ces statistiques, nous observons que le sujet 2 produisait énormément de cortisol (personne en état de stress) avant de recevoir un massage tandis qu'après l'avoir reçu, le sujet avait une diminution de moitié de cortisol.

Ces statistiques confirment que les massages ont un impact sur la diminution de cortisol et permettent au corps de mieux fonctionner au niveau cognitif.

Conclusion de la partie théorique

Désormais, grâce à cette partie théorique, nous en savons d'avantage sur les massages et sur la concentration. Cela nous a permis de mieux les aborder lors de notre stage d'une durée de six semaines dans nos classes respectives de troisième maternelle.

Nous avons pu constater que les massages apportaient différents bienfaits aux enfants et que la concentration était un sujet fortement étudié par les neuroscientifiques. Ces concepts restent des sujets vastes, qui sont malheureusement connu trop superficiellement et pas assez pratiqués en profondeur à l'école.

Nous avons pu, à travers des recherches, apprendre que la concentration était influencée par différents facteurs dont nous ne tenons pas forcément compte lorsque nous travaillons en classe.

À partir de ces facteurs, nous avons recherché des informations sur les massages pour permettre à l'enfant d'être dans de meilleures conditions pour favoriser la concentration lorsqu'il effectuera des massages dans un premier temps et après pour se mettre en projet de travail.

Parmi les massages, nous avons décidé de pratiquer ceux du programme MISA qui réalisent les massages en duo et favorisent la concentration.

Enfin, grâce à toutes les informations que nous avons récoltées dans notre théorie, nous avons pu l'adapter à nos activités pratiques pour que les massages permettent au mieux de développer la concentration.

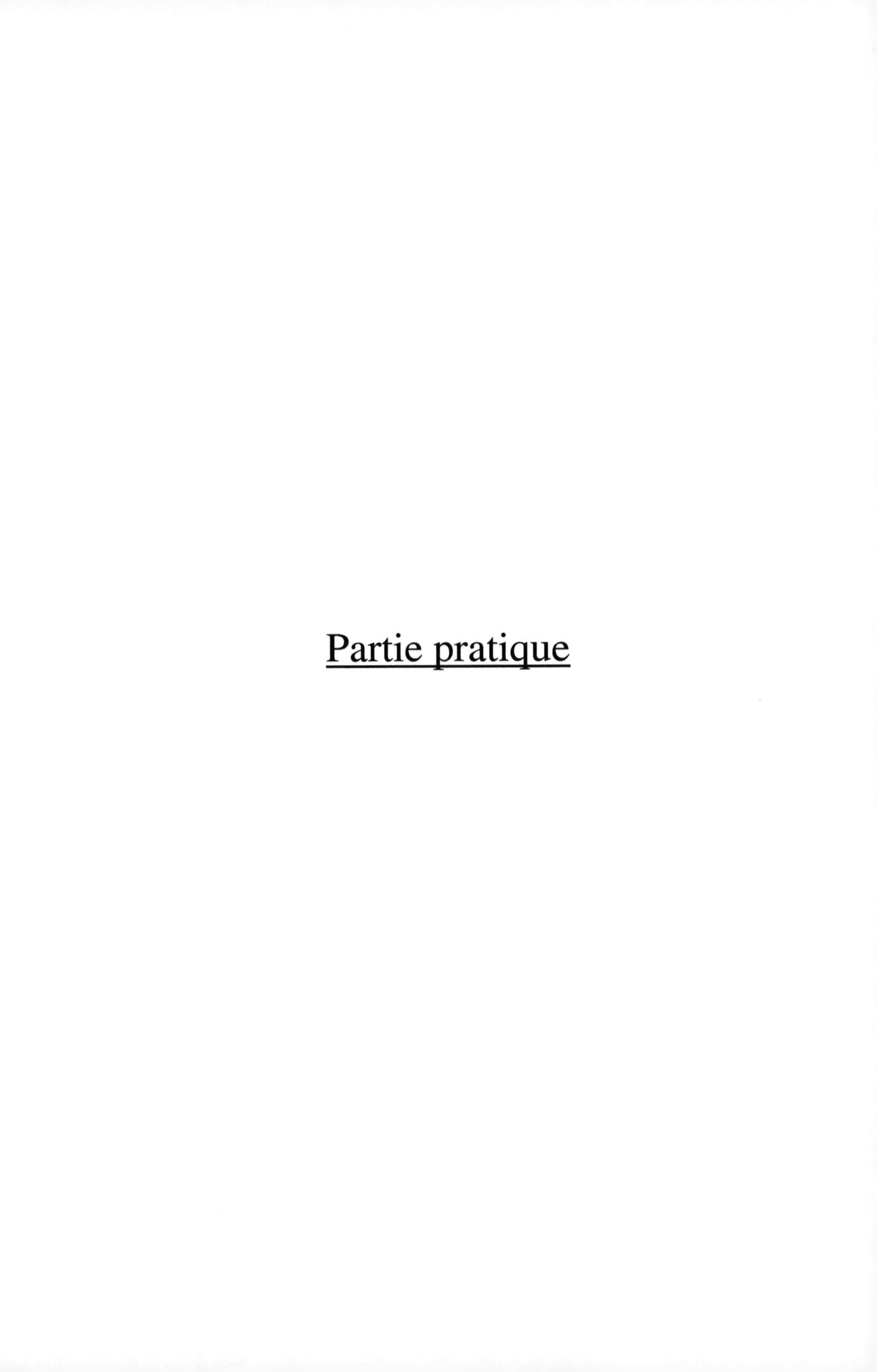

Partie pratique

Introduction de la partie pratique

Dans la partie pratique, nous allons vous expliquer la manière dont nous avons amené les massages et la concentration en classe de troisième maternelle.

Nous ferons une brève présentation des différentes activités qui ont permis d'aborder ces deux notions en classe.

Ces activités ont permis de mettre notre théorie en pratique dans les écoles de stage.

Pour accomplir toutes ces activités, nous avons réalisé nos stages dans les écoles Sainte Famille de Braine-l'Alleud et Ursulines à Mons, car celles-ci sont ouvertes à de nouvelles méthodes pour que les enfants puissent travailler au mieux en classe.

Nos maitres de stage étaient très enthousiastes et ravis à l'idée de réaliser notre travail de fin d'études dans leurs classes, car la pratique des massages n'est pas très fréquente dans les écoles.

Nous avons donc pratiqué les massages en classe afin de répondre à notre question de départ qui était : « Quel est l'impact des massages « MISA » sur la concentration des enfants de troisième maternelle ? » et de constater si les massages ont eu un réel impact sur la concentration.

Par notre partie théorique, nous avons adapté et amené nos activités pour que les enfants développent une autre vision du toucher par le massage, mais également pour faire progresser leur concentration.

Durant notre stage dans la pratique de notre travail de fin d'études, nous allons mener différentes activités de manière progressive :

1. Le toucher
2. Les conceptions initiales sur le massage
3. Les règles du massage à l'école
4. Le pairage, les positions et l'environnement
5. L'apprentissage du massage
6. La Routine massage
7. La grille d'observation générale
8. La grille d'observation d'activité demandant de la concentration : le mandala

Pour chaque activité, vous y retrouvez une description et une analyse complète sous forme d'auto-évaluation CAP à savoir constat (C), analyse (A), piste (P) ; qui sera faite par chaque étudiante.

Après ces deux autoévaluations, nous procéderons à une confrontation qui rassemblent les différences et les ressemblances pour réaliser chaque activité.

Les activités de la partie pratique

1. Première activité : le toucher

Tâche : l'enfant sera amené à définir le toucher, à nommer et à montrer les différentes manières de toucher et à les classer en deux groupes distincts.

Matériel : une feuille verte pour le toucher positif et une feuille rouge pour le toucher négatif, des images qui montrent différentes formes de toucher positif et négatif. Coller de la patafix derrière chaque image et derrière chaque feuille ainsi que sur le mur ou le tableau. Fixer les référentiels (feuilles de couleurs) à hauteur des enfants sur le tableau pour qu'ils puissent s'y référer.

Toucher c'est faire mal... Avec nos mains, on fait mal.
On ne peut pas...

Toucher, c'est faire du bien... Avec nos mains, on fait du bien... On peut...

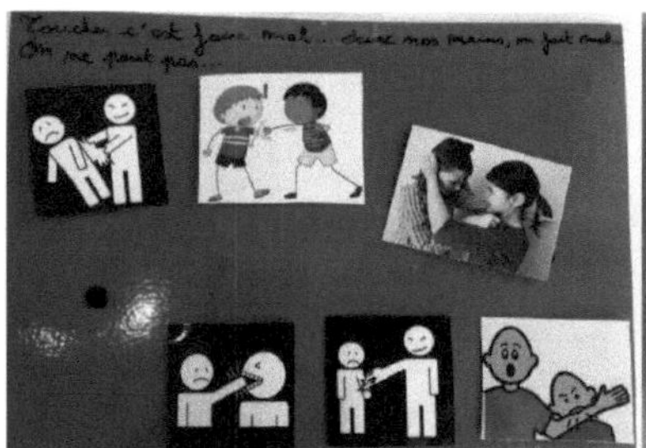

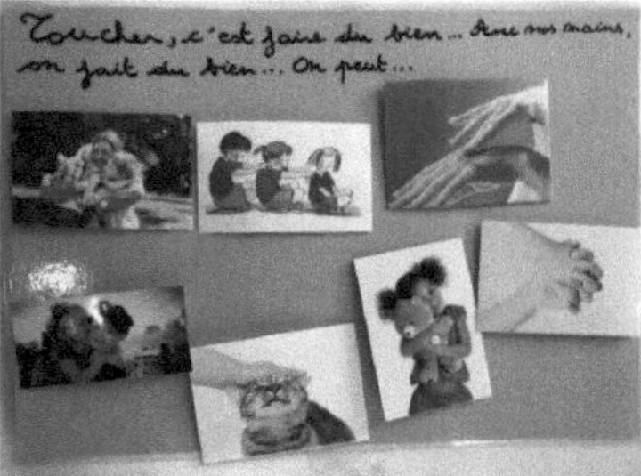

Attendus : définir et distinguer deux types de toucher

Modalité d'organisation : cette activité se déroule en collectif groupe-classe

Déroulement :

Au coin rassemblement, nous rassemblons les enfants et nous poserons plusieurs questions ouvertes aux enfants : « À votre avis, c'est quoi toucher ? Comment pourrait-on expliquer ce mot ? Comment on touche ? Avec nos mains on peut faire… A quoi ça sert ? Pourquoi faire ? ».

De cette discussion, il va en sortir que le toucher est le fait d'être en contact avec l'autre corporellement.

Les enfants vont montrer ces différentes manières de toucher lors de cette activité.

On va voir que le toucher peut-être utiliser de deux manières : positive pour se faire du bien, par exemple, faire des câlins, des caresses, des bisous ou au contraire de manière négative pour frapper, pincer, griffer, … faire du mal à l'autre.

Structuration : les enfants réaliseront une synthèse à la fin de cette activité en triant les images du toucher qui fait du bien (en vert) et les images du toucher qui fait du mal (en rouge) afin de prendre conscience que l'on peut faire du bien avec ses mains pour avoir une toute autre vision du toucher que celle qu'ils ont négativement à l'école (tabou, violence, …).

a) Lien avec la partie théorique

Selon une étude réalisée par le programme de massage à l'école (cité par (Hétu, 2011)), nous pouvons constater que le toucher est bien tabou dans nos classes. À Paris, pas loin de chez nous, on se touche une à deux fois par minutes, tandis qu'à Londres, on ne se touche pas du tout. Les propos des enfants ont pu confirmer que le toucher était perçu comme quelque chose de négatif, plus que positif.

D'après Edward Hall (cité par (Hall, 2014)), un anthropologue et spécialiste de l'interculturel, il existe trois types de distance : la distance sociale (4 m entre les personnes), la distance personnelle (1,75 m) et la distance intime (50 cm).

En effet, les enfants se sont massés mutuellement, et nous n'avons eu aucun contact avec eux. Cela a permis de créer une distance plus « intime » avec leur partenaire.

En poursuivant nos recherches, et selon Chantal Calatayud (cité par (Calatayud, 2014)), psychanalyste, pédo-psychanalyste et auteure, nous avons pu découvrir qu'il existait une phobie liée au contact physique, qui s'appelle l'haptophobie. Aucun enfant de nos classes ne montrait des signes de cette phobie. Cependant, certains enfants étaient plus sensibles au niveau du contact physique (plus doux ou plus fort).

b) Analyse de l'activité :

Maxine :

C : Lors de l'activité, les enfants ont très vite évoqué le toucher « négatif » plutôt que le toucher « positif », j'ai pu voir que le toucher, à partir de leur vécu, n'était pas assez présent de manière positive dans la vie de l'école. Durant cette activité et au début du stage, les enfants n'étaient pas tactiles, montraient une gêne par rapport au fait de toucher l'autre pour faire du bien, c'était un peu « tabou » et inhabituel dans la vie de la classe.

A : Par cette activité, les enfants ont pu apprendre une autre manière de toucher, de s'exprimer avec les autres.

P : Faire des activités permettant d'être plus à l'aise avec le toucher comme : « le car-wash » : les enfants sont en deux files face à face, assis sur les genoux. Un enfant « voiture » se met au début d'entre les deux files et se place à 4 pattes et avance jusqu'au bout de la file. Les enfants des files doivent préparer leurs mains et savonner l'enfant « voiture », le haut de la carrosserie pour ne pas toucher les parties intimes. Suite à son passage, chacun peut s'exprimer sur ce qu'il a ressenti.

C : La synthèse a permis d'y faire référence lorsque les enfants pratiquaient du toucher négatif.

A : La synthèse a permis aux enfants de se rendre compte que l'on pouvait utiliser le toucher pour faire du bien et pas uniquement pour blesser l'autre.

P : Laisser ce référentiel affiché en classe même en dehors du « projet massage » car il correspond à des règles de vie de la classe.

Marie

C : J'ai pu observer au cours de ces 6 semaines que les enfants ont de plus en plus porté des marques d'affection entre eux, envers nous et nos maitres de stage (câlin, bisou, doudouce, ...).

A : Ainsi un climat de bien-être et d'empathie s'est petit à petit installé en classe suite à la valorisation positive du toucher.

P : Les institutrices devraient procurer des marques d'affection tactiles de bienveillance en classe pour permettre de créer de l'empathie chez les enfants.

Nous pouvons donner suite à cette piste par l'étude de l'étude de Harlow (tiré de (Mascaux, 2012)) sur l'impact du contact physique entre une mère et son enfant en voici les détails : pour vérifier la théorie de l'attachement de Bowlby (« les enfants naissent programmés pour créer des liens entre les autres et cela les aidera à survivre » (Susana Tereno, 2007) Harlow a séparé des bébés macaques rhésus (singes proches du fonctionnement social et affectif de l'homme) de leurs mères pour voir leurs réactions. Ils étaient placés dans des cages où se trouvaient deux objets : un biberon rempli (alimentation) et une peluche (affectif) qui ressemblait à un macaque adulte. Cette peluche n'avait aucun type de nourriture à offrir au bébé.

Il a pu observer que les bébés préféraient la peluche au biberon car la peluche leur rappelait leur mère qui leur procuraient une certaine sécurité, de l'affection.

Ces singes proches de l'homme montrent qu'il est important d'entretenir le contact physique de la mère durant toute la vie pour que l'enfant se sente en sécurité. Cette étude par rapport aux êtres humains constate que les enfants ayant été privés de tendresse ou de contact physique avec leur mère auront des difficultés à établir des relations saines et provoquer une indépendance émotionnelle, également des comportements violents, des problèmes pour dormir.

C : La synthèse réalisée en structuration a servi de référentiel lors de conflits entre enfants.

A : Cela avait un impact positif au niveau du comportement des enfants, ils pouvaient se rendre compte qu'on préfère ressentir du toucher qui fait du bien que du toucher qui fait du mal

P : Utiliser ce référentiel comme règles de bonne vie en classe.

- Ressemblances

Nous avons toutes les deux utiliser la synthèse comme référentiel dans la vie de la classe pour gérer les conflits ou actes de violence.

- Différences :

Maxine a pu observer une certaine gêne chez les enfants pour toucher les autres. Au contraire, Marie n'a pas observé cela mais plutôt une demande d'affection de la part des enfants qui a permis un certain bien être des enfants.

En effet, une hormone influence particulièrement le bien-être des enfants : le cortisol (hormone de stress) qui diminue de moitié après avoir reçu massage (voir figure B partie théorique) (Duquesne, Annexes de l'incidence du massage holistique sur le taux de cortisol, 2007)) et permet au corps de mieux fonctionner au niveau de ses fonctions cognitives.

2. Deuxième activité : les conceptions initiales sur les massages

Tâche : l'enfant sera amené à définir et à expliquer la notion de massage à partir de son vécu et à émettre des hypothèses sur le but de masser et la manière de masser.

Matériel : une carte mentale des objectifs du massage en format A4 feuille blanche et une image représentative des massages.

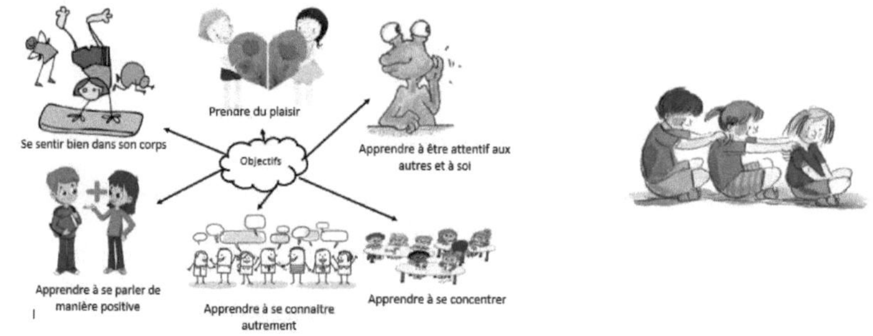

Attendu : utiliser des mots pour définir le massage et ses objectifs.

Modalité d'organisation : cette activité se déroule en collectif groupe-classe.

Déroulement :

Au coin rassemblement, nous expliquons aux enfants que nous allons travailler les massages durant notre stage.

Nous leur demandons « qu'est-ce qu'un massage, expliquez-moi avec vos mots, pourquoi en faire, quels sont les bienfaits, à quoi ça sert, s'ils en ont déjà fait ? si oui lesquels, comment on peut masser, quel est le but de masser ? ».

Le but de cette activité est de définir et de comprendre le concept de massage ainsi que les objectifs des massages à l'aide de plusieurs images (Annexe n°1 p.I).

Structuration :

Pour terminer cette activité, nous demandons aux enfants « les massages font-ils du bien ou du mal ? » pour pouvoir mettre cette image en fin de stage sur une des deux affiches (verte / bien ou rouge / mal). Au cours et à la fin du stage, ils ont pu définir que les massages faisaient du bien et qu'elle était à ajouter dans le référentiel du toucher vert +.

Nous affichons les objectifs massages à côté du référentiel du toucher.

a) Lien avec la partie théorique

Les enfants ont pu définir le terme massage avec des notions soulignées que l'on retrouve dans la définition du Larousse Médical (tiré de (Larousse, 2008)) « le massage est un ensemble des techniques utilisant les mains (pétrissage, pressions, vibrations, etc.) et s'exerçant sur différentes parties du corps dans un dessein thérapeutique ».

Notamment aussi, les enfants ont pu nommer certains objectifs du massage : « ça fait du bien, pour se détendre, … » parmi les six objectifs principaux. (Annexe n°1 p.I). Au fur et à mesure du stage, ces objectifs ont été atteint par les enfants et ils en ont pris conscience. Nous avons expliqué aux enfants que les massages aidaient aussi à la concentration, ce que nous avons pu constater lors des activités suivant les massages.

b) Analyse de l'activité :

Maxine

C : J'ai été surprise de ce que pouvaient connaitre les enfants sur les massages et de leurs réponses à mes questions. Ils ont déjà utilisé un vocabulaire varié : faire du bien aux autres et au corps, se détendre, se relaxer, être doux. Les enfants montraient des actions avec leurs mains.

A : Malgré leur jeune âge, ils avaient déjà une certaine vision du sujet.

P : Pour cette activité, je pourrais partir de ce que les enfants connaissent sur les massages pour faire une carte mentale avec leurs propres mots ; ils se sentiraient davantage concernés.

Marie

C : Pour cette activité, les enfants ont prononcé un vocabulaire riche : faire du bien, se détendre, masser. Ils montraient certains gestes comme : pétrir, saccader.

A : Les enfants avaient des « déjà-là » sur les massages.

P : Cette activité n'était pas indispensable pour les enfants de ma classe au niveau de la définition du massage, ils avaient de bonnes bases mais les objectifs sont à séparer en une activité supplémentaire de l'activité « conceptions initiales sur les massages » car ceux-ci sont importants à expliquer avec les enfants.

- <u>Ressemblances</u>

Nous avons constaté que les enfants avaient pas mal de connaissances et d'images mentales sur le sujet ainsi que des gestes à faire.

- <u>Différences</u>

Pour Marie, cette activité devrait être divisée en deux activités distinctes : la définition de massage et les objectifs des massages.

Pour Maxine, il serait préférable de construire les objectifs avec les enfants en choisissant des pictogrammes ou images qui leur parlent davantage.

3. Troisième activité : les règles du massage à l'école

<u>Tâche :</u> l'enfant sera amené à écouter et prendre conscience des règles de massage.

<u>Matériel :</u> une carte mentale des règles de massage en format A4 feuille blanche.

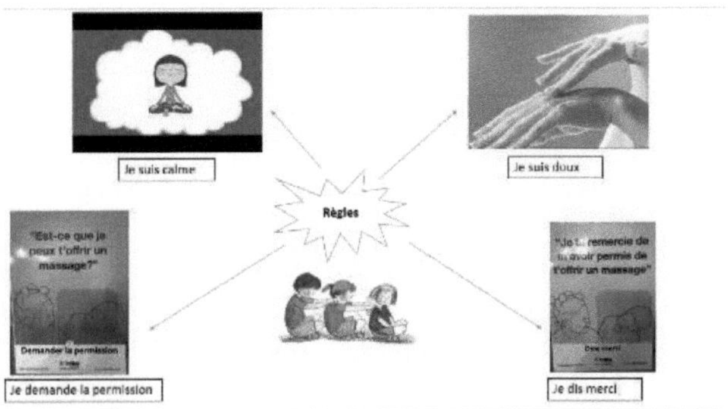

Attendu : identifier le sens des règles par les images les représentant.

Modalité d'organisation : cette activité se déroule en collectif groupe-classe.

Déroulement :

Au coin rassemblement, nous montrons les images aux enfants et ils expliquent ce qu'ils voient afin de définir ensemble les règles à respecter pour masser. (Annexe n°3 p.II).

Le but de cette activité est de découvrir et de fixer les limites des massages afin de créer un climat de bienveillance lors des séances de massage.

Structuration :

A la fin de l'activité, nous demandons par défi aux enfants de dire les 4 règles principales des massages afin qu'ils s'en imprègnent.

Nous affichons les règles des massages à côté des autres référentiels en lien avec le massage.

a) Lien avec la partie théorique

Il y a deux règles très importantes à respecter lors de la pratique du massage (cité par (Hétu, 2011)).

La première est de demander la permission de masser et de toucher l'autre.

La deuxième est de remercier la personne pour nous avoir permis de lui offrir un massage.

Un enfant a tout à fait le droit de refuser, c'est son choix et il faut le respecter. Dans ce cas, l'enfant peut se mettre sur le côté et observer les autres, il profitera indirectement du climat de classe qui s'est installé.

b) <u>Analyse de l'activité :</u>

Maxine

C : Cette affiche a pu être beaucoup mieux comprise par les enfants, comparée à celle de l'activité précédente.

A : Le fait d'utiliser les cartes-massages (permission et remerciement) sur l'affiche des règles a permis aux enfants de les repérer rapidement lors de la routine massage. Les enfants ne commençaient pas une séance de massage si le masseur n'avait pas demandé la permission et à l'inverse aussi, ils ne changeaient pas de rôle tant que le masseur n'avait pas dit merci.

Ils ont accordé une importance particulière à ces deux cartes lors des séances de massage.

P : On pourrait utiliser ces cartes hors contexte pour des règles de politesse « est-ce je peux ... », « merci de m'avoir permis de... ».

Marie

C : Les enfants ont vite compris et appliqué les règles du massage. Lors des premières séances, j'ai à chaque fois fait nommer, verbaliser les 4 règles : être calme, être doux, demander la permission, remercier.

A : Par la suite, je n'ai plus eu besoin de rappeler ses règles. Les semaines suivantes, les enfants de ma classe portaient une grande attention sur les mots « demander la permission » et « dire merci », ils avaient toute leur importance. Ils étaient très attentifs au respect des règles durant toute la pratique des massages. La règle : être calme a été plus difficile à instaurer dans ma classe.

P : Il a fallu apporter des outils pour amener et garder le calme (sophrologie, plume, bulles de relaxation) des enfants avant le début des séances de massage.

- <u>Ressemblances</u>

Les règles « demander la permission et remercier » ont été d'une très grande importance pour les enfants de nos deux classes.

Elles ont eu un impact positif dans le quotidien de nos classes parce qu'elles permettaient aux enfants d'apprendre des règles de politesse.

- <u>Différences</u>

Marie a eu plus de difficulté à faire respecter la règle « je suis calme » car les enfants devaient changer de local pour faire les massages (déplacement qui agite les enfants).

Maxine a eu plus de facilités à ce que les enfants appliquent les règles de massage.

4. Quatrième activité : le pairage, les positions, l'environnement

Tâche : l'enfant sera amené à écouter et faire les explications concernant le pairage, l'environnement et les positions afin de respecter tout cela lors d'une séance de massage.

Matériel : un diffuseur d'huiles essentielles, un flacon d'huile essentielle de clémentine, une radio ou un haut-parleur/baffle et de la musique favorisant un climat de détente comme par exemple celle de l'application « Sons de la nature » ou de l'album MEDITATION 101 songs et une guirlande.

Une carte mentale du pairage, position et environnement en format A4 feuille blanche.

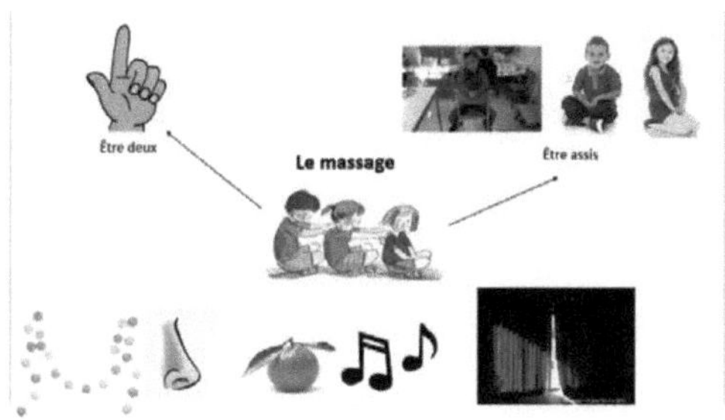

Attendu : déterminer l'intention d'écoute (s'informer) en tenant compte du projet et du contexte.

Modalité d'organisation : cette activité se déroule en demi/groupe.

Déroulement :

Le pairage

Nous questionnons les enfants sur : « Comment s'installer et se mettre pour masser ? ».

Nous avons expliqué que les massages se feront par deux au hasard, par affinité, avec des images, par sexe, par couleur de cheveux, par tempérament, par taille, …

En fonction du déroulement des séances nous aviserons quant au choix du pairage le plus adéquat.

La position

Nous expliquons aux enfants les positions du masseur et du massé. Ils les réalisent par jeu de rôle à deux.

Les enfants feront les massages dans la position : les positions 1 pour Maxine et les positions 2 pour Marie.

Position 1 : le massé est assis à califourchon sur une chaise tandis que le masseur se place debout derrière lui.

Position 2 : le masseur est assis sur ses genoux, derrière le massé assis en tailleur au sol.

L'environnement

Nous expliquons aux enfants que les massages se réaliseront en classe pour Maxine et pour Marie dans le « local zen » qui se trouve à côté de la classe.

Nous expliquerons que les séances se déroulent dans une ambiance calme avec fond musical, avec odeur d'huile essentielle de clémentine, la lumière tamisée et une guirlande.

Durant cette activité, nous mettons en place, au fur et à mesure, les outils (faire entendre la musique, diffuseur, éteindre les lumières, allumer la guirlande) pour montrer l'environnement dans lequel nous serons pour que les enfants puissent voir comment la séance massage se déroulera.

Structuration : pour les 3 points soulignés : position, environnement et pairage, une affiche synthèse est construite avec les enfants en collant les images représentatives des 3 points importants autour de l'image massage. (Annexe n°2 p.I)., cette affiche est accrochée avec les autres référentiels.

a) Lien avec la partie théorique

Par rapport au pairage : le jumelage des enfants consiste à ce que les enfants se regroupent pour effectuer les massages : par deux au hasard, par affinité, avec des images, par sexe, par couleur de cheveux, par tempérament, par taille, ... (Annexe n°2 p.I : le pairage, les positions et l'environnement).

Du point de vue des positions, il y avait quatre possibilités de position pour faire les massages et pour la pratique de notre travail de fin d'études nous avons décidé d'en choisir deux. Au niveau de l'environnement, nous avons aménagé la classe ou le local en lien avec la théorie, afin qu'ils soient propices à un environnement de détente, de calme, de bien-être en installant un diffuseur d'huiles essentielles de clémentine, une lumière tamisée, un fond musical calme, régulière, à rythme stable. Les distractions dues à l'environnement ont été minimisées par l'utilisation de ces outils.

b) Analyse de l'activité :

Marie

C : J'ai pu constater que les enfants éprouvaient des difficultés à se mettre par deux.

A : J'ai pu voir que les enfants ne connaissaient pas leur propre couleur de cheveux à eux ou celle de leurs copains.

P : J'ai dû faire plusieurs mini-jeux pour se mettre par deux et en fonction d'un critère identique (couleur de cheveux, sexe, ...) Par exemple, pour connaitre la couleur de ses cheveux, il a fallu apporter un miroir en classe, afin que les enfants puissent se rendre compte par eux-mêmes de leur couleur de cheveux.

C : J'ai été aussi face à un problème, certains enfants ne voulaient jamais se mettre avec un enfant en particulier, parce qu'en classe et à la récréation, ils se chamaillaient et se faisaient souvent mal.

A : Le fait de les mettre ensemble lors des massages, ces enfants ont pu constater qu'en faisant des massages, ils se faisaient du bien et c'était nettement meilleur. J'ai pu voir que ces enfants en opposition ont eu une diminution de comportement violent envers eux.

P : Mettre des enfants qui se chamaillent ensemble pour se masser pour apaiser les tensions entre eux.

C : Pour la position, le masseur est assis sur ses genoux derrière le massé assis en tailleur au sol.

A : J'ai pu remarquer que la position était inconfortable sur le sol à genoux pour les masseurs. Ils éprouvaient des difficultés à masser dans le bas du dos dans cette position. Cette position permettait d'avoir assez d'espace disponible pour contourner le massé (maman chat, corde). Elle était facile à mettre en place et rapide.

P : Pour cette position, ajouter des fins tapis pour que masseurs se mettent sur leurs genoux.

Maxine

C : Le pairage par affinité au choix prenait moins de temps car les enfants savaient très vite choisir un copain.

A : J'ai aussi tenté l'expérience de mettre des enfants ensemble pour se masser alors qu'ils n'avaient pas nécessairement d'affinité, cela a permis de créer de nouvelles amitiés dans la classe et d'en apprendre plus sur l'autre par le massage : « Oh il masse bien Josias ! J'aime quand Anouck me masse, la prochaine fois j'aimerais être encore avec elle ! »

P : Permettre aux enfants d'avoir le choix du pairage lors de la routine et aussi mettre des enfants qui n'ont jamais été ensemble pour créer des liens en classe.

C : Au niveau de l'environnement, les outils pour créer le climat ont été favorables et ont permis d'entrer plus facilement dans cette ambiance de détente.

A : Dès que le diffuseur d'huiles essentielles et que la guirlande étaient allumés, les enfants comprenaient que la séance commençait. Lors des séances de massages, les enfants ont pu installer eux-mêmes le climat en allumant la guirlande, en installant les tapis, en éteignant la lumière, etc.

P : Créer avec les enfants des outils propices à la détente pour les utiliser lors des séances massage.

C : Pour la position, le massé est assis à califourchon sur une chaise tandis que le masseur se place debout derrière lui.

A : Avec cette position, les enfants ont rencontré des difficultés pour certains massages comme descendre à la corde, sauts de lapin car les enfants devaient se tordre pour effectuer les mouvements de massage, les masseurs n'étaient pas en position de confort pour masser. Mais cette position était confortable et pratique sauf pour les massages sur le côté. Cette position est facile à mettre en place car il suffisait seulement de retourner les chaises en mettant le dossier contre la table.

Au niveau de la gestion de l'espace, il y avait 6 tables de 4 enfants et les masseurs étaient rassemblés entre les tables carrées, cela posait problème car les masseurs ne pouvaient pas faire le tour des massés vu qu'il n'avait pas assez d'espace autour de lui

P : Au niveau de la gestion de l'espace, je conseillerais de mettre chaque binôme d'enfants de part et d'autre de la table pour qu'ils puissent bénéficier d'assez d'espace.

- Ressemblances

Nous avons toutes les deux pu nous rendre compte qu'il était bénéfique de regrouper des enfants en conflits lors des séances de massage car cela leur permettait de tisser de meilleurs liens entre eux dans la classe et de pallier à une bonne entente ainsi que de diminuer la violence.

Par cette ressemblance et en approfondissant notre recherche, nous avons pu relever que des études (Hétu, 2011) p.33 réalisées en Suède ont constaté que la pratique des massages MISA a contré la violence des enfants et adolescents dits « agressifs ».

- Différences :

En ce qui concerne le positionnement, certaines positions étaient plus adéquates pour certains massages, elles avaient leurs avantages et inconvénients propres (voir analyse).

Pour le pairage, Marie a éprouvé des difficultés pour que les enfants se regroupent par deux alors que Maxine n'a rencontré aucun problème à ce niveau-là.

Pour l'environnement, Maxine a su instaurer plus vite l'environnement propice au calme et au massage alors que Marie a dû apporter des outils supplémentaires (sophrologie, plume, bulles de relaxation) aux enfants avant le début des séances de massage.

5. Cinquième activité : apprentissage de massage

Tâche : l'enfant sera amené à pratiquer le massage sur un autre enfant en regardant et en écoutant les consignes de l'IP, à apprendre les mouvements par imitation et à retenir la chronologie des massages.

Matériel : un diffuseur d'huiles essentielles, un flacon d'huile essentielle de clémentine, une radio ou un haut-parleur/baffle et de la musique favorisant un climat de détente comme par exemple celle de l'application « Sons de la nature » ou de l'album MEDITATION 101 songs, une guirlande + les cartes de massages + aimants ou pinces à linges avec fil pour accrocher les images-massages.

Attendu : exercer les mouvements de massage

Modalité d'organisation : l'activité se déroule en groupe-classe en collectif.

Déroulement :

Nous créons l'environnement propice au séance de massage :

- Éteindre les lumières, fermer les rideaux, allumer la guirlande
- Allumer le diffuseur d'huile essentielle
- Mettre un fond de musique calme
- Désigner des enfants pour aider à créer le climat.

Ensuite, nous procédons au pairage, nous demandons aux enfants de se mettre par 2 (possibilité de pairage par sexe, même couleur de cheveux, affinité, taille, tempérament ou du hasard.)

Pour la position, nous demandons aux enfants de se placer :

- Pour Marie : le masseur est assis sur ses genoux derrière le massé assis en tailleur au sol.
- Pour Maxine : le massé est assis à califourchon sur une chaise tandis que le masseur se place debout derrière lui.

Finalement, nous passons à l'apprentissage des massages par la découverte des cartes, nous montrons chaque carte aux enfants et les enfants les décrivent afin de se familiariser avec le titre de chacune d'elles.

Chaque carte-image correspond aux mouvements du massage à effectuer.

Les mouvements de chaque massage seront appris de manière lente et répétitive pour que les enfants les assimilent, qu'on puisse les corriger et les aider à se perfectionner.

Ainsi les consignes des mouvements devront être claires, précises, et concises ainsi que montrées dans les airs.

Structuration : nous affichons les cartes de massage dans l'ordre chronologique près des autres référentiels à hauteur des enfants.

a) Lien avec la partie théorique

Pour donner suite à nos recherches théoriques, nous avons été interpellées par les zones que l'on pouvait toucher avec tolérance.

Des chercheurs finlandais et britanniques, ont réalisé une étude (cité par (Giovaninetti, 2015)) pour observer la tolérance du contact physique sur plus de 1368 personnes dans divers pays

(Finlande, France, Italie, Royaume-Uni et Russie). Nous avons pu constater que les massages que nous avons réalisés, d'ami à ami, se situaient dans les zones dites autorisées à être en contact physique.

En ce qui concerne les massages, il en existe cinq types, dont deux qui sont utilisés dans le programme MISA (pétrissage et effleurage, qui facilite la concentration).

Ce programme, préconisé d'apprendre un maximum de deux à trois mouvements par semaine et indique de l'importance de respecter la chronologie de chaque massage, afin que cela devienne une routine.

L'apprentissage des mouvements d'un massage dure environ 10 minutes.

b) Analyse de l'activité :

Maxine

C : je me suis rendu compte qu'apprendre trois nouveaux mouvements par semaine était adapté à la vie de la classe

A : j'ai pu prendre le temps de fixer les apprentissages des mouvements et montrer les gestes correctement afin de corriger les enfants et de les aider. Cela leur a permis d'assimiler progressivement les différents gestes pour chaque massage.

P : Adapter le nombre de massages en fonction du temps que l'institutrice dispose pour les apprendre.

C : Les cartes de massages sont un support aidant à la chronologie des différents massages.

A : Les enfants se référaient au tableau où étaient disposées les cartes de manière chronologique, elles leur servaient de fil conducteur et de repères pour effectuer les massages dans l'ordre.

P : Prévoir un espace suffisant pour que les cartes se suivent de manière chronologique sur une seule ligne horizontale.

Marie

C : Les cartes étaient pratiques à utiliser et représentatives des massages

A : Les illustrations des cartes ont motivé les enfants lors de la découverte d'un nouveau massage

P : Représenter les massages avec des dessins ou pictogrammes qui sont plus familiers aux enfants.

C : Ritualiser les séances de massage à un moment précis de la journée, après les rituels

A : Cela a permis aux enfants d'avoir un nouveau repère dans le déroulement de la journée

P : Inscrire ou mettre une image qui représente la séance massage dans le calendrier de la semaine ou la frise de la journée.

Marie et Maxine

C : Nous n'avons pas eu l'occasion de pratiquer l'automassage

A : Car les enfants avaient très envie d'être massé ou de masser par deux. Le tabou du toucher a disparu après la première séance

P : En perspective, l'automassage pourrait être réalisé quand l'enfant est seul à la maison ou face à un apprentissage. Cependant, le massage en duo est plus adapté pour une institutrice au niveau de la gestion des enfants et est plus riche et varié comparé aux automassages.

- Ressemblances :

Pour toutes les deux, les cartes-massages ont été un support très utile lors des séances massages par leur esthétisme attrayant et leur chronologie.

Nous trouvons aussi que le nombre de massage doit varier en fonction du temps et doivent être ritualiser.

- Différences :

Pour ce point, nous n'avons eu aucune divergence de points de vue.

6. Sixième activité : Routine massage

Tâche : l'enfant sera amené à pratiquer les massages appris sur un autre enfant en respectant la chronologie des massages afin de réaliser la « routine ».

Matériel : un diffuseur d'huiles essentielles, un flacon d'huile essentielle de clémentine, une radio ou un haut-parleur/baffle et de la musique favorisant un climat de détente comme par exemple celle de l'application « Sons de la nature » ou de l'album MEDITATION 101 songs, une guirlande + les cartes de massages + aimants ou pinces à linges avec fil pour accrocher les images-massages.

Attendu : exprimer corporellement des émotions à travers des actions : les massages

Modalité d'organisation : l'activité se déroule en groupe-classe en collectif.

Déroulement :

Nous créons l'environnement propice au séance de massage :

- Éteindre les lumières, fermer les rideaux, allumer la guirlande
- Allumer le diffuseur d'huile essentielle
- Mettre un fond de musique calme
- Désigner des enfants pour aider à créer le climat.

Ensuite, nous procédons au pairage, nous demandons aux enfants de se mettre par 2 (possibilité de pairage par sexe, même couleur de cheveux, affinité, taille, tempérament ou du hasard.)

Pour la position, nous demandons aux enfants de se placer :

- Pour Marie : le masseur est assis sur ses genoux derrière le massé assis en tailleur au sol.
- Pour Maxine : le massé est assis à califourchon sur une chaise tandis que le masseur se place debout derrière lui.

Finalement, nous passons à la routine où nous faisons effectuer tous les massages appris par les enfants dans l'ordre chronologique pour former la Routine :

1) **Demander la permission** : l'enfant qui donnera le massage en demande à l'autre enfant la permission.
2) **Les lunettes** : placer les mains au milieu du haut du dos. Faire trois cercles autour des omoplates en commençant à bouger les mains vers le bas. Les mains s'éloignent ensuite l'une de l'autre pour faire des cercles et se rejoignent en haut du dos. Lorsque trois cercles ont été faits, déplacer les mains vers les bras et tenir quelques secondes.
3) **La prise du chat** : se tenir à côté de l'enfant qui reçoit le massage, une main derrière son cou, l'autre main sur son front. Exercer une pression sur le cou et effectuer des mouvements rythmes et en douceur avec les doigts d'un côté et avec le pouce, de l'autre.
4) **Le boulanger** : placer les mains sur les épaules et effectuer des mouvements de pétrissage en douceur avec la paume et les doigts.

5) **La cuillère** : se placer derrière l'enfant, du côté gauche de son dos. Placer le bras droit sur l'épaule près de la base du cou et glisser le vers le bras vers l'extérieur du corps en effectuant doucement un demi-cercle avec le bras et le poignet. Répéter en utilisant le bras gauche sur l'épaule droite.

6) **Flatter le front** : placer les doigts sur le front et les faire glisser vers les tempes. Tenir la tête quelques secondes. Recommencer en déplaçant une main à la fois vers la position de départ sur le front.

7) **Le coiffeur** : placer les doigts sur le dessus de la tête et faire des cercles avec le bout des doigts sur toute la surface de la tête.

8) **La glissade** : déplacer les mains de la tête jusqu'au cou et sur les épaules. Après le dernier mouvement, laisser une main sur l'épaule, déplacer une main à la fois jusqu'à la position de départ et entreprendre le prochain mouvement. L'enfant qui masse garde ainsi toujours contact avec celui qui est massé.

9) **Descendre sur le câble** : mettre un genou à terre, à côté de l'enfant massé. Placer une main autour du bras, juste un peu sous l'aisselle. Appliquer une pression ferme, mais douce. « Descendre sur le câble », main contre main, jusqu'à l'extrémité du bras. Répéter en remontant. La main entière doit servir à entourer le bras.

10) **Les sauts de lapin** : descendre le câble trois fois (voir plus haut) et faire une pause à la hauteur de la main. Presser doucement avec les pouces dans la paume de la main. Remonter le câble. En gardant contact, changer de côté et refaire sur l'autre bras et l'autre main.

11) **Les cœurs** : commencer presque au bas de la colonne vertébrale, en déplaçant les mains de chaque côté vers le haut en formant un cœur. Revenir vers le bas à la position de départ. Recommencer en formant des cœurs de plus en plus grands (larges). Remarque : pour ce mouvement, placer les mains de chaque côté de la colonne vertébrale.

12) **Le papillon** : placer les mains au milieu du dos. Une main traverse en diagonale le dos jusqu'à l'épaule opposée. Exercer une légère pression sur l'épaule et ramener la main. Répéter avec l'autre main.

13) **La promenade de l'ours** : placer les mains de chaque côté de la colonne vertébrale, au niveau de la taille. « Marcher » vers le haut du dos lentement et lourdement avec l'entière surface de chaque main, une main suivant l'autre de chaque côté de la colonne vertébrale. Lorsque les mains arrivent près de la base du cou, redescendre.

14) **Le patineur** : placer le côté de chaque main le long de la colonne vertébrale, au bas du dos près de la taille. Faire « patiner » les mains vers le haut du dos jusqu'à la base du cou, avec un mouvement de va-et-vient. Depuis la base du cou, glisser ensemble les mains vers le bas.

15) **Brosser le cheval** : avec une main suivant l'autre, « brosser » le dos, du cou vers le centre du dos. Utiliser toute la surface des mains, placées de façon parallèle, les doigts pointant vers l'intérieur.

16) **Épousseter la neige** : déplacer rapidement les mains avec un mouvement léger, de la tête aux épaules et de la tête au bas du dos. Recommencer le tout trois fois. (Il est à noter que pour ce mouvement, les mains quittent momentanément le corps pour un instant entre chaque mouvement).

17) **Dire merci** : l'enfant qui a donné le massage dit à l'enfant qui a reçu le massage : « merci de m'avoir permis de te masser ».

Structuration : nous affichons les cartes de massage dans l'ordre chronologique près des autres référentiels à hauteur des enfants.

a) Lien avec la partie théorique

La routine consiste à faire de manière chronologique une succession de massages appris au préalable.

Il est important de respecter la chronologie des gestes de massage de la routine afin que les enfants apprennent les gestes juste dans l'ordre et que cela devienne comme son nom l'indique « routine » : identiquement à la définition du Larousse (cité par (Larousse, 2008)) qui définit la routine comme « Habitude mécanique, irréfléchie, et qui résulte d'une succession d'actions répétées sans cesse : Travail qui devient une routine. Ensemble de ces actions, de ces gestes faits mécaniquement : La routine quotidienne. »

« La routine doit se faire dans le même local habituel (en classe ou local zen), au même moment, tous les jours, il est préférable pour que la routine se fasse dès le commencement de la journée et de manière répétitive, afin de ritualiser cette pratique.

La routine de massage dure 30 minutes ». (Programme de massage à l'école, 2010)

b) <u>Analyse de l'activité</u>

Maxine

C : Cette activité prenait un certain laps de temps après la récréation (une demi-heure), dans la classe.

A : Ce qui demandait de l'inclure dans l'horaire, afin d'adapter les prochains apprentissages de la journée et d'éviter de prendre du retard. Cependant, il est nécessaire de prendre le temps de faire cette activité, elle était bénéfique pour les enfants.

P : Inscrire la routine dans le calendrier une fois par mois et prendre le temps de la réaliser sans précipitation.

C : La mise en place et le rangement étaient réalisés de plus en plus rapidement.

A : Le fait de répéter cette organisation chaque jour a permis aux enfants de créer des automatismes afin de ranger et de mettre en place la classe pour commencer la routine.

P : Rendre les enfants acteurs lors du rangement et de la mise en place pour permettre de gagner du temps lors de la routine.

Marie

C : Cette activité prenait beaucoup de temps à 9h20 (une demi-heure) après les rituels dans le local zen

A : Cette répétition a permis de la ritualiser dans la journée des enfants

P : Prendre le temps de réaliser la routine.

C : Au niveau de l'organisation : la mise en place et le rangement avant et après la routine devaient être réfléchis

A : Il a fallu préparer cette organisation pour que les enfants évitent de se déplacer et de pouvoir garder un climat calme et serein avant et après la Routine

P : Anticiper les difficultés liées au rangement et au placement du matériel pour l'environnement ainsi que veiller à conserver le climat qui s'est installé pendant la routine.

C : La routine a permis de réaliser les massages appris de manière successive

A : Cela a permis de voir que les massages appris étaient maitrisés par les enfants

P : la routine permet de vérifier si les mouvements des massages sont assez connus des enfants.

Marie et Maxine

C : les enfants ont pris beaucoup de plaisir à réaliser les massages

A : ils étaient très appliqués dans les mouvements à effectuer, on a pu voir que leur degré de concentration augmentait au fur et à mesure des séances ; faire le massage par faire a entrainé les enfants à se concentrer, à écouter et à effectuer les mouvements

P : Prenez du plaisir à effectuer les massages en duo dans votre classe, car : « les massages permettent au corps de sécréter une hormone nommée endorphine, celle-ci procure une sensation de bien-être et détente, diminue l'anxiété et facilite la mémoire, selon Flasse, formatrice de massage dans les écoles (Flasse, 2018) p. 2.

- <u>Ressemblances :</u>

La routine se faisait dans le même local et le matin pour toutes les deux, nous avons pu en faire l'expérience lors de notre stage, à partir de 9h20 pour Marie et vers 10h45 pour Maxine, celle-ci prenait du temps à être effectuer.

Nous sommes toutes deux satisfaites de constater que les enfants ont eu un réel plaisir à masser lors de ces séances pendant notre stage.

- <u>Différences :</u>

Pour la classe de Marie, les enfants étant moins impactés par le climat de calme qui était installé par la routine, Marie a dû prévoir l'organisation d'une autre façon pour garder cette ambiance zen avant et après la pratique des massages.

Au contraire, Maxine a éprouvé moins de difficulté à faire régner ce climat lors de la routine grâce à son rangement et à sa mise en place.

Il est donc très vivement conseillé en classe maternelle de faire les massages en classe pour installer et maintenir ce climat de calme.

7. Septième activité : grille d'observation générale

Tache : l'IP sera amené à observer le comportement de 6 enfants pour remplir la grille d'observation générale avec les critères de concentration.

Matériel : deux stylos à bille de couleurs différentes et 6 grilles d'observations A4 en recto verso format paysage

Attendu : analyse de l'évolution du comportement des 6 enfants sans et après massage.

Modalité d'organisation : groupe de 6 enfants observés

Déroulement

Une grille d'observation générale que nous avons élaborée (Annexe VI), est complétée par les maitres de stage lors d'une activité en autonomie :

- avant l'instauration des massages en classe (première semaine de stage).
- le dernier jour de stage après une routine massage.

Cette grille est basée sur des critères de concentration déterminés par des tests de concentration menés par des personnes travaillant dans le domaine de la pédagogie et psychologie (Cf. chapitre sur la concentration).

Structuration : nous comparons chaque grille d'observation pour voir l'impact des massages « MISA » sur la concentration des enfants de troisième maternelle.

a) Lien avec la partie théorique

Voici la liste des tests sur lesquels nous nous sommes basées pour choisir less critères de notre grille d'observation :

- le test de Conners (Conners, TDAH.be, 2019)
- le questionnaire d'évaluation de Poulin (Poulin, 2007)
- l'échelle pour évaluer le TDAH par Boudreault (Boudreault, 2019)
- l'échelle d'évaluation de Swanson (Swanson, Nolan, & Pelham, 1994)

Vous y trouverez des détails dans le chapitre 3 : la concentration.

Deux études (Vanderbilt, 2003) prouvent que le massage favorise la concentration, elles ont été réalisées par la TRI (Cf. chapitre 4).

- « un des apports du massage est la centration sur soi » (Calecki & Thevenet , do-in et massage pour enfants : je donne et je reçois, 1995) p.37.
- « les massages permettent aux enfants de se concentrer pendant plus longtemps » (Hétu, 2011) p.66.

La concentration fait également partie des bienfaits du massage en duo selon le programme MISA (Programme de massage à l'école, 2010) et Asselborn (Asselborn, 2011).

b) Analyse de l'activité :

Marie

C : La grille d'observation était facile à exploiter

A : Mes maitres de stage ont aisément pu les compléter. Elles étaient utiles pour garder une trace des impacts des massages sur la concentration des enfants, lors des premières et des dernières semaines de stage.

P : Utiliser cette grille comme support synthétique de l'évolution des enfants sur leur concentration.

Maxine

C : La grille prenait du temps à être compléter

A : Il faudrait restreindre les critères malgré qu'ils étaient simples à comprendre

P : Réduire les critères en choisissant des critères plus généraux

Marie et Maxine

C : Grâce à ces grilles avant / après, nous avons pu constater des changements dans le comportement des enfants au niveau de leur concentration.

A : Par exemple, dans la classe de Maxine, Nafisa, un enfant « beaucoup » distraite par des stimulus externes, très rêvasse, est devenue moins rêvasse et moins distraite après une séance de massage.

Autre exemple, dans la classe de Marie, Rhéda, âgé de 5 ans et demi, très jeune dans son caractère, beaucoup en besoin de mouvement et a légère immaturité corporelle dans chacun de ses mouvements a pu canaliser ceux-ci lors des séances massage.

Cependant, les critères de cette grille peuvent évoluer ou régresser en fonction de l'enfant (humeur, stress, frustration, …) elle devrait être faite de manière plus régulière et quand l'enfant est le plus neutre possible.

En approfondissant nos recherches, nous avons pu relever que des chercheurs et scientifiques (cité par (Hétu, 2011)) ont trouvés plusieurs effets positifs d'ordre physique qui pourraient être liés directement à l'ocytocine (hormone qui relaxe et diminue le stress permettant de mieux dormir et d'équilibrer la pression sanguine).

Nous pouvons également ajouter cette citation de Haentjens (Haentjens, 2014) p.4, infirmière puéricultrice et administratrice ANPDE (Association Nationale des puéricultrices(teurs) Diplomé(e)s et des Etudiants) ainsi qu'instructrice massage-école qui cite : « Dans un cadre sécurisant et bienveillant, le massage permet d'accroître leur concentration en leur offrant un espace de relâchement et d'apaisement des différents stress et par la suite une plus grande écoute et attention plus soutenue. »

Aussi, selon les responsables du projet « les bienfaits du massage à l'école » (cité par (Morawski & Bourdaudhui, 2013)) : les massages ont pour objectif de permettre d'avoir une meilleure concentration chez les enfants ainsi que de voir les bienfaits physiques des massages sur la concentration des enfants.

P : Il faut tenir compte que l'enfant peut être influencé par les stimulus externes (relation entre les enfants, chahut, dispute, motivation exogène) et internes (faim, soif, fatigue, énervement, stress) dont il est entouré.

- Ressemblances :

La grille était facile à compléter.

Par ces grilles, nous avons pu voir l'impact des massages en duo sur la concentration des enfants avant de faire les massages et après lors de la dernière routine massage.

- Différences :

La grille prenait du temps à être complétée, il serait judicieux de diminuer le nombre de critères en les regroupant en critère plus généraux.

8. Huitième activité : grille d'observation d'activité demandant de la concentration : le mandala

Tâche : l'IP sera amené à compléter les 6 grilles d'observation d'activité demandant de la concentration : le mandala.

Matériel : 1 mandala à colorier par enfant, crayons de couleur, gommes et taille-crayons, le référentiel des règles de coloriage de mandala et les 6 grilles d'observation et un crayon rouge + vert

Attendu : analyse de l'évolution de la concentration en coloriant les mandalas sur les 6 enfants testés

Modalité d'organisation : groupe de 6 enfants testés

Déroulement :

Le coloriage d'un mandala est proposé comme activité aux enfants après une séance de massage comme pré-test (semaine 1, avant d'apprendre les massages) et post-test (dernière semaine, après une séance massage) de concentration.

Ci-dessous, vous trouverez la grille d'observation d'activité demandant de la concentration - le mandala, cette grille est basée sur les deux règles de coloriage du mandala pour favoriser la concentration :

Figure C - Grille d'observation d'activité demandant de la concentration : le mandala

	Règles du coloriage du mandala pour favoriser la concentration	
Nom de l'enfant :	Colorie de l'extérieur vers l'intérieur	Colorier les mêmes formes de la même couleur
Pré-test		
Post-test		

Pour compléter cette grille, colorier en

- Vert = acquis
- Rouge = non-acquis.

Structuration : nous comparons les résultats du pré-test et post-test.

a) Lien avec la partie théorique

Le mandala, est une activité favorisant la concentration à condition que l'enfant respecte le sens de coloriage, comme Cunningham (Cunningham, 2014) a pu le constater.

Cette activité a confirmé les dires de madame Pré que « Le mandala possède une double efficacité : conserver l'ordre psychique, le rétablir s'il a disparu. Le rappel du centre, implicite à chaque instant de travail, unifie et rééquilibre. [...] suggérer d'approfondir le thème du mandala, c'est aider les enfants à s'organiser contre la dispersion, à se consolider, à se 'recentrer" » (Pré, 1989) p.2.

Il existe des règles pour colorier le mandala dans le but de favoriser la concentration :

1. Je colorie du bord vers le centre
2. Je colorie les mêmes formes de la même couleur

b) Analyse de l'activité :

Marie et Maxine

C : Lors du pré-test, les enfants n'étaient pas concentrés dans leur coloriage (rature, dépassement, brouillon, sans rythme, ...).

A : Le fait de proposer le mandala sans explication a certainement eu un impact sur la motivation des enfants pour colorier leur mandala

P : Mettre une motivation « fictive » (colorier un mandala pour madame) pour donner un but concret aux enfants pour qu'ils s'appliquent tout de même au coloriage.

C : Cette grille était facile et rapide à compléter

A : Les mandalas sont des activités faciles à réaliser en classe maternelle. Ils permettaient d'avoir une trace afin de compléter cette grille et de voir que les mandalas favorisaient la concentration des enfants après les massages.

La phrase de Vittoz « Les sens aident à fortifier la fonction réceptive du cerveau » (Archawski & Dugenet, 2018) p.4, nous confirme que le fait d'avoir utilisé au moins 4 sens sur 5 :

- L'odorat : sentir les odeurs de clémentine avec le diffuseur.
- La vue : voir les images-massage
- Le toucher : être en contact physique par les massages
- L'ouïe : entendre le fond musical
- Le gout : /

ont permis de « fortifier la fonction réceptive du cerveau afin de développer une concentration efficace et reposante. » (Archawski & Dugenet, 2018) p.5.

P : Conserver les mandalas et faire ces grilles de façon continue pour garder une trace de l'évolution de l'enfant par rapport à sa concentration au fil de l'année scolaire.

C : Lors du post-test les enfants étaient nettement plus concentrés et ont respecté les règles.

A : Nous avons obtenu des mandalas beaucoup plus « beaux », plus structurés et précis ; le fait d'utiliser des crayons de couleur pour colorier a permis notamment aux enfants d'avoir une meilleure précision dans leur coloriage. L'affichage des règles a permis aux enfants d'avoir une motivation et un référentiel pour colorier leur mandala.

P : Par les grilles, nous avons pu remarquer que l'attention des enfants était fixée sur la tâche à effectuer, en voici les résultats :

- Classe de Maxine :

Nom de l'enfant : Josias	Colorie de l'extérieur vers l'intérieur	Colorie les mêmes formes de la même couleur
Pré-test		
Post-test		

Nom de l'enfant : Nafisa	Colorie de l'extérieur vers l'intérieur	Colorie les mêmes formes de la même couleur
Pré-test		
Post-test		

Nom de l'enfant : Sélene	Colorie de l'extérieur vers l'intérieur	Colorie les mêmes formes de la même couleur
Pré-test		
Post-test		

➢ Classe de Marie :

Nom de l'enfant : Rhéda	Colorie de l'extérieur vers l'intérieur	Colorie les mêmes formes de la même couleur
Pré-test		
Post-test		

Nom de l'enfant : Siméon	Colorie de l'extérieur vers l'intérieur	Colorie les mêmes formes de la même couleur
Pré-test		
Post-test		

Nom de l'enfant : Angélina	Colorie de l'extérieur vers l'intérieur	Colorie les mêmes formes de la même couleur
Pré-test		
Post-test		

Vert = acquis, rouge = non-acquis.

En analysant ces grilles, nous pouvons constater que certains enfants éprouvaient des difficultés à combiner les deux règles, car il y avait deux exigences à respecter pour colorier le mandala.

Cependant, nous avons pu observer qu'ils ont au moins respecté une des deux règles, lors du post-test, ce qui montre une légère évolution.

Mais aussi, nous avons observé qu'une partie des enfants était capable de respecter les deux règles imposées et que les massages avaient eu un impact sur la réalisation de cette tâche.

Néanmoins, il ne faut pas oublier que le mandala peut avoir plusieurs variables dont un côté affectif. En effet, certains enfants les coloriaient selon leurs désirs et leurs envies

Le coloriage du mandala peut aussi être influencé par d'autres variables (voir tableau c : variables influençant la concentration (Ruph, 2010) de la partie théorique : quels facteurs influencent la concentration ?).

Conclusion de la partie pratique

Au travers de cette partie pratique, nous avons amené les massages en classe par différentes activités afin d'observer l'impact des massages « MISA » sur la concentration. Cet impact a pu être analysé par une grille d'observations générale et d'une grille d'observation d'activité demandant de la concentration : le coloriage de mandala.

Toutes ces activités ont permis d'aboutir à une Routine des massages à l'école propice au développement de la concentration de chaque enfant. Elles ont également un fil conducteur entres elles partant du tabou du toucher jusqu'à la pratique entière des massages.

Les bienfaits des massages énoncés dans la partie théorique se sont sentis et ont pu être observés dans nos classes de stage. Parmi ces bienfaits, nous avons pu constater :

- Une diminution de la violence et de l'agressivité entre enfants ;
- Des tissages de nouvelles amitiés ;
- Un meilleur sentiment de bien-être et de confiance en soi ;
- Un développement de la confiance en soi qui a permis à certains enfants timides de s'affirmer ;
- Le développement d'empathie et de bienveillance entre enfants ;
- Un développement des gestes d'affections (câlins, bisous, caresses, ...) aussi bien envers nos maitres de stage, nous, et entre enfants ;
- Une amélioration de la concentration ;
- Un climat d'apaisement et de calme en classe.

Après six semaines de pratique des massages, les enfants ont pu exprimer leur ressenti ainsi que leurs préférences par rapport à la technique utilisée.

À la suite de cette pratique, nous pouvons dire que les massages ont un impact sur la concentration des enfants de troisième maternelle. Cependant, il faut tenir compte des différents facteurs que l'enfant peut subir au quotidien.

Ce fut un réel plaisir pour les enfants et nous de pratiquer les massages à l'école.

Nos maitres de stages étant satisfaites de cette pratique et elles poursuivent cette Routine en classe pour observer à plus long terme l'impact des massages sur la concentration, mais aussi pour conserver tous les bienfaits cités précédemment.

Conclusion finale

Le but de ce travail de fin d'études était de voir l'impact des massages « MISA » sur la concentration des enfants de troisième maternelle.

Lors de la rédaction de la partie théorique, nous avons pu apprendre énormément d'informations sur ces deux sujets principaux de notre travail de fin d'études.

Sur base de la partie théorique, nous avons pu élaborer nos activités pratiques à développer en classe de stage.

Grâce à la consolidation de notre partie théorique et pratique, nous avons pu répondre à notre question de départ en prenant plaisir à pratiquer toutes ces activités originales avec les enfants.

Le programme MISA nous a énormément guidées dans notre théorie et dans notre pratique.

Du point de vue des enfants, les massages leurs ont permis d'apprendre à se détendre pour mieux travailler, cela prouve que le fait d'être bien dans son corps permet au cerveau de mieux se concentrer sur une tâche.

Le fait notamment d'installer le climat pour réaliser les massages et la Routine les a amenés à un certain calme intérieur.

Cependant, comme cité dans la partie théorique et pratique, différents facteurs peuvent influencer l'état de concentration de l'enfant, ainsi que la séance de massage.

Par ces six semaines de la pratique des massages dans nos classes, nous avons pu observer que les enfants étaient plus concentrés après avoir reçu et donné les massages.

En ce qui concerne les enfants, leur motivation, la recherche du perfectionnement dans leurs mouvements et surtout leur envie de faire du bien aux autres se sont vu grandir au fur et à mesure des séances de massage. Ils y ont pris goût.

Au cours de notre travail de fin d'études, nous nous sommes fixés sur la concentration et les massages « MISA ». Cependant, pour des travaux de fin d'études futurs, il serait envisageable de poursuivre ce travail en visant les bienfaits du massage sur l'enfant et/ou créer un cahier d'activité favorisant la concentration.

Nous sommes convaincues que les massages à l'école seront donc, de réels outils concrets que les enseignants peuvent utiliser pour favoriser la concentration de leurs élèves.

Nous espérons que notre travail de fin d'études donnera envie aux futurs instituteurs ou institutrices ou à toute personne dans le milieu de la pédagogie de pratiquer les massages « MISA », afin de voir l'impact des massages sur la concentration des enfants.

Bibliographie

1001massages. (2019). *Les techniques de base du massage.* Consulté le 16 janvier 2019, sur www.1001massages.com: http://www.1001massages.com/techniques-base-massage.php

Altman & Ellsworth. (2001). *Massage anatomie et techniques.* France: Vigot.

Altman , P., & Ellsworth, A. (2001). *Massage anatomie et techniques.* France: Vigot.

Archawski, S., & Dugenet, M. (2018). *Mon cahier Vittoz spécial concentration.* Paris, France: Larousse. Consulté le 29 mai, 2019

Asselborn, C. (2011). Consulté le 2 novembre 2018, récupéré sur sur www.demain-en-main.org: https://www.demain-en-main.org/enfance/massage-enfant/

Boudreault, M. (2019). Consulté le 22 mai, 2019, récupéré sur attentiondéficit-info.com: http://www.attentiondeficit-info.com/pdf/echelle-tdah.pdf?fbclid=IwAR2VCgOjs09RsqaP0nimXQ7RtNj8byp6Ce14SxbZeCc6L97UYyFznBy5VWc

Brookfield, G., Losson, V., & Vers, A. (2004). *ulb.ac.be.* (ULB, Éd.) Consulté le 6 février, 2019, récupéré sur http://www.ulb.ac.be/soco/matsch/musee/expo/2000/laby_pan2_down.html

Calatayud, C. (2014). Consulté le 22 mai 2019, récupéré sur Signe et sens: https://www.signesetsens.com/psycho-quest-ce-que-lhaptophobie.html

Calecki, M., & Thevenet, M. (1995). *do - in et massage pour enfants : je donne, je reçois* (éd. 3). Paris, France: CHIRON.

Capizzi. (2019, mai 29). Définition du cortisol et son rôle. (M. H. Magin, Intervieweur) Tubize, Belgique.

Castelle-Marie, F., Chapelle, C., Durand, M.-T., Leca , A., Marret, C., Soleilhac, A., . . . Wosinki , B. (2018). *Je développe mon attention - cachier d'exercices Vittoz.* Lyon, France: Chronique Sociale. Consulté le 8 février 2019

CFDRM. (2010). *http://www.cfdrm.fr/.* Consulté le 26mai 2019, récupéré sur http://www.cfdrm.fr/Definition_mot_massage_page.htm

Conners, K. (2019, janvier). Consulté le 22 mai 2019, récupéré sur TDAH.be: https://tdahbe.files.wordpress.com/2013/01/conners_enseignant_version2_courte.pdf?fbclid=IwAR367ezAhb7_nFWT2F2bFdkkN1BVtWnTfa6kpPQfvbqEmVOz_ySnO2hcBCA

Conners, K. (2019, janvier). Consulté le 22 mai 2019, sur TDAH.be: récupéré sur https://tdahbe.files.wordpress.com/2013/01/conners_enseignant_version2_courte.pdf?fbclid=IwAR367ezAhb7_nFWT2F2bFdkkN1BVtWnTfa6kpPQfvbqEmVOz_ySnO2hcBCA

CPMDQ. (2006). *La corporation des praticiens de médecines douces du Québec*. Consulté le 5 novembre 2018, récupéré sur http://www.cpmdq.com/htm/definitionMasso.htm

Cunningham, B. (2014). *Mandala : Voyage vers le centre.* France: Le Courrier du Livre.

Duquesne , V. (2007, novembre). *Incidence du massage holistique®.* (C. y. massage, Éd.) Consulté le 19 octobre 2018, récupéré sur http://www.espace-de-ressourcement.be/upload/attach/_txt_19017-massage-holistique-et-cortisol.pdf

Duquesne, V. (2007). *Annexes de l'incidence du massage holistique sur le taux de cortisol.* (C. Y. Massage, Éd.) Consulté le 19 mai, 2019, récupéré sur http://www.ambre-vero.be/pdf/graphiques.pdf?fbclid=IwAR1mCrH84wiOzH7-LfPtOkXW7g3GB4YKkuasp8A0elJsb85zt7xKi-5e644

Flasse, M.-F. (2018). *Le MISP et les hormones.* Profondeville, Belgique : MISA. Consulté le 29 mai 2019

Giovaninetti, C. (2015, octobre 28). *L'édition du soir.* Consulté le 22 mai 2019, sur Ouest-france: récupéré sur https://www.ouest-france.fr/leditiondusoir/data/605/reader/reader.html?t=1446052436685&fbclid=IwAR2iV7zIHwnlAhx7jkTrOK7m0mpdndwcNVzwL7pt0CxJQFiDD7qNUFCT3rw#!preferred/1/package/605/pub/606/page/6

Haentjens, A. (2014 , mars). *Cahiers de la puéricultrice. (n° 275)*, p. 4. doi: http://dx.doi.org/10.1016/j.cahpu.2014.01.009

Hall, E. (2014). *La dimension cachée.* (Seuil, Éd.) Paris. Consulté le 22 mai 2019

Hétu, E. (2011). *MISA : manuel de formation* (éd. 4). Belgique: UR Publications & Programmes Inc.

Hornoy, H. (2019). *Techniques de massage.* Consulté le 16 janvier, 2019, récupéré sur massage.ooreka.fr: https://massage.ooreka.fr/comprendre/techniques-massage

James, W. (26 janvier 2016). *precocedysetserein.* Consulté le 14 janvier 2019, récupéré sur https://precocedysetserein.com/2016/01/26/developper-lattention-et-la-concentration-2/

Janvier , B., & Testu, F. (2005). *Développement des fluctuations journalières de l'attention chez des élèves de 4 à 11 ans. (P. U. France, Éd.) enfance, 57,* p. 155 à 170. doi:10.3917/enf.572.0155

Larousse. (2008). Consulté le 5 novembre 2018, récupéré sur https://www.larousse.fr/encyclopedie/medical/massage/14415

Larousse. (2008). Consulté le 5 février 2019, récupéré sur https://www.larousse.fr/dictionnaires/francais/mandala/49047

Larousse. (2008). Consulté le 22 mai 2018, récupéré sur https://www.larousse.fr/dictionnaires/francais/attention/6247?q=attention+#6230

Larousse. (2008). Consulté le 29 mai 2019, récupéré sur https://www.larousse.fr/dictionnaires/francais/routine/70117?q=routine#69356

Larousse. (2008). Consulté le 30 mai 2019, récupéré sur https://www.larousse.fr/dictionnaires/francais/concentration/17866

Mascaux, F. (2012, juin 17). Consulté le 29 mai 2019, récupéré sur https://konkibreaks.wordpress.com/2012/06/17/les-etudes-sur-les-bienfaits-du-toucher-presentees-par-fabrice-mascaux/?fbclid=IwAR1gNluYCirow9hDMMaSkh1kgiVaYUvZHyrdDD0Z87YYE3nJRiPmx974Oc0

Maurer M.-P., F. J.-C. (1994). *La concentration des élèves vue par leurs enseignants . enfance(1)*, p. 51 à 70 . doi: https://doi.org/10.3406/enfan.1994.2084

Milot-Littee, M.-C. (2013). *Mieux vivre l'école avec la ME3C.* Consulté le 8 février 2019, récupéré sur http://www.methode3c.com/documents/MC-MILLOT-LITTEE---Mieux-vivre-lcole-avec-la-ME3C.pdf

Montagner, H. (2009). https://www.cairn.info/revue-informations-sociales-2009-3-page-14.htm. (C. n. (CNAF), Éd.) *information sociales*(153), pp. 16-20. Consulté le 2 novembre 2018, récupéré sur https://www.cairn.info/revue-informations-sociales-2009-3-page-14.htm

Montagner, H. (2009). *Les rythmes majeurs de l'enfant.* (C. n. (CNAF), Éd.) *information sociales*(153), pp. 16-20. Consulté le 2 novembre 2018, récupéré sur https://www.cairn.info/revue-informations-sociales-2009-3-page-14.htm

Morawski, & Bourdaudhui. (2013). *LES BIENFAITS DU MASSAGE A L'ECOLE.* (L. :. vie, Éd.) Consulté le 29 mai 2019, récupéré sur afpssu: http://www.afpssu.com/wp-content/uploads/2013/06/13-vandoeuvre_massage_site.pdf?fbclid=IwAR3dn-64psmKqSSxX_SS3PproSh4hRrwIzud3qBsQxiW9Dlq5qNL49UHcZg

Pharouest (Éd.). (2018). *LA ROUTINE.* Consulté le 3 novembre 2018, récupéré sur phare.ac-rennes.fr: https://phare.ac-rennes.fr/ia29/circos/IMG/pdf/1_la_routine_en_image_indications.pdf

Plenger, M. M. (2014). *1001 belges.* Consulté le 3 novembre 2018, récupéré sur www.1001belges.be: https://www.1001belges.be/passion/7456/massage-a-l-ecole-maternelle

Poulin, P. (2007). *Questionnaire TDAH,* Consulté le 22 mai 2019, récupéré sur Attentiondéficit-info.com: http://www.attentiondeficit-info.com/pdf/poulinP.pdf?fbclid=IwAR3Z_asYBmZFz_jiQ0BIMPncD5LU_NcbypbWiIist0CmLbZCkDpjv23WJVA

Pré, M. (1989). *Dessiner des mandalas, images organisées autour d'un centre : des mandalas pour calmer, ré-équilibrer, re-centrern unifier les enfants de 5 à 8 ans.* Saint-Sever-Calvados: L'Hermitage.

Programme de massage à l'école. (2010). Consulté le 3 novembre 2018, sur ABME: récupéré sur https://www.abme.be/index.php?perma=Programme

Ruph, F. (2010). Consulté le 2 novembre 2018, récupéré sur web2.uqat.ca: http://web2.uqat.ca/guidestrategies/attention/savoirplus.php

Susana Tereno, I. S. (2007). *La théorie de l'attachement : son importance dans un contexte pédiatrique. DEVENIR, 19,* pp. 151-188. doi:https://doi.org/10.3917/dev.072.0151

Swanson, Nolan, & Pelham. (1994). Consulté le 22 mai 2019, récupéré sur attentiondéficit-info.com: http://www.attentiondeficit-info.com/pdf/evaluation-snap-26-adapte.pdf?fbclid=IwAR2MDHTjxK9D8CGQ9Hg-Ykoao8l_LpNHcNlz7d-zN9eAo0NFR6_3uG94s14

Tirlo, S. (2019). *ABME.* Consulté le 2 novembre 2018, récupéré sur http://www.lacolombedelapaix.be/Avis%20Massage%20ecole%20explication.pdf

UQAM. (2017). *attention et concentration.* Consulté le 28 mai,2019, récupéré sur https://vie-etudiante.uqam.ca/medias/fichiers/conseils-soutien/Attention_concentration.pdf

Vanderbilt, S. (2003, février/mars). *Massage in Schools Association.* Consulté le 14 octobre 2018, réccupéré sur MassageBodywork: http://www.misa-usa.com/wp-content/uploads/2011/07/Autism_touch.pdf

Vidal. (2009). Consulté le 2 novembre 2018, récupéré sur eurekasante.vidal.fr: https://eurekasante.vidal.fr/enfants/developpement/comment-apprendre.html#m1VSzhfAghpOGwX8.99

Wallyn, A. (2016). *Travailler sa concentration : 7 jeux de société qui vont vous aider !* Consulté le 28 février 2019, récupéré sur autonome-a-domicile.com: https://autonome-a-domicile.com/travailler-sa-concentration-jeux/

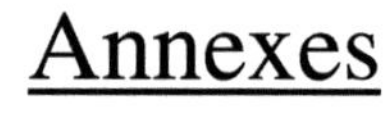

Annexes

Table des matières des annexes

Annexe n° 1 : les objectifs du massage

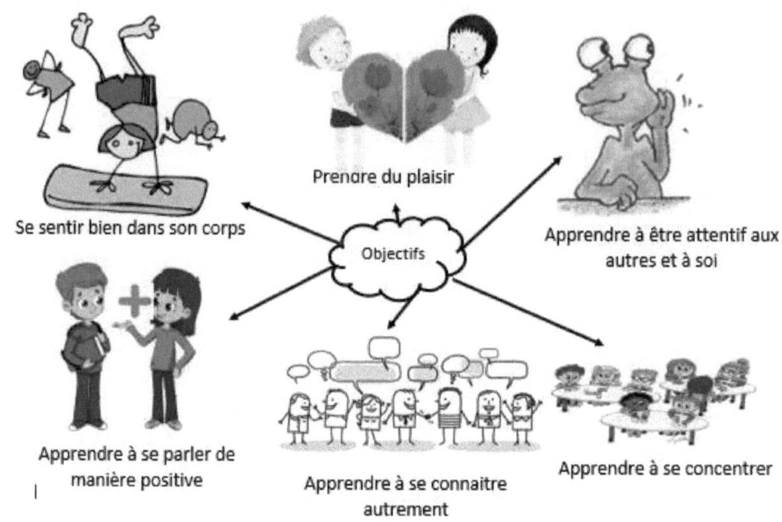

Annexe n° 2 le pairage, les positions et l'environnement

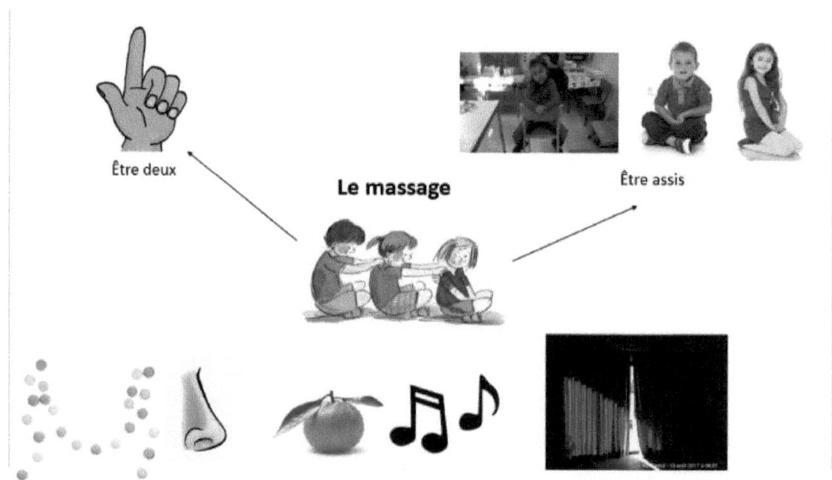

Annexe n° 3 : les règles du massage

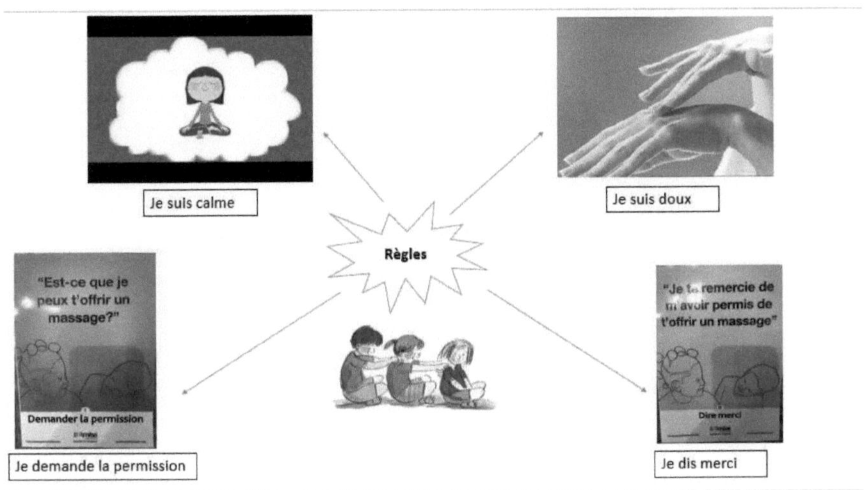

Annexe n°4 : exemple de planification de séance de massage

Formation MISP Cours aux parents

Voici un exemple de structure de cours

Accueil et activité d'accueil

Explication des «règles de la classe» et de la pratique de la routine de massage

Enseignement des manœuvres (en italique = révision)

Semaine 1	Semaine 2	Semaine 3	Semaine 4	Semaine 5
Les lunettes **La maman chat** **Le boulanger**	*Les lunettes* *La maman chat* *Le boulanger* **La cuillère** **Détendre le front** **Le coiffeur**	*Les lunettes* *La maman chat* *Le boulanger* *La cuillère* *Détendre le front* *Le coiffeur* **La glissade** **Descendre à la corde** **Les sauts de lapin**	*Les lunettes* *La maman chat* *Le boulanger* *La cuillère* *Détendre le front* *Le coiffeur* *La glissade* *Descendre à la corde* *Les sauts de lapin* **Les cœurs** **Le papillon** **Promenade de l'ours**	*Les lunettes* *La maman chat* *Le boulanger* *La cuillère* *Détendre le front* *Le coiffeur* *La glissade* *Descendre à la corde* *Les sauts de lapin* *Les cœurs* *Le papillon* *Promenade de l'ours* **Le patineur** **Brosser le cheval** **Épousseter la neige**

Discussion / théorie (voici quelques exemples)
Les enfants peuvent être autour et jouer librement

Bienfaits	Ocytocine et mélatonine	Stress et cortisol	Cerveau	Système nerveux, Toucher, etc

Activité d'apprentissage ou autres massages selon l'âge (maths, géo., chant, vocabulaire, etc)

Dire ce qui sera vu lors de la prochaine rencontre et au revoir

Annexe n° 5 : exemples de mandala à colorier

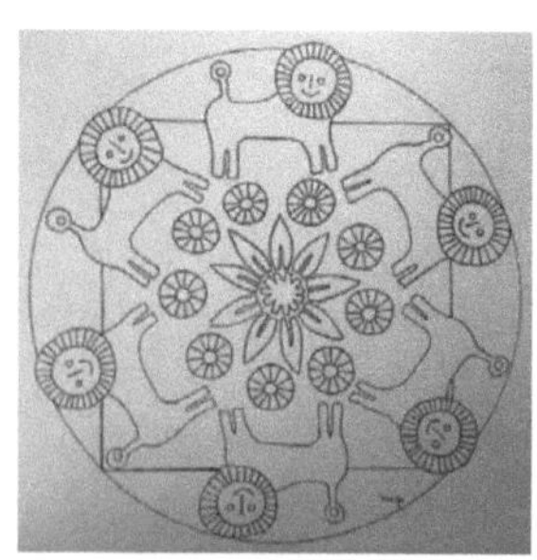

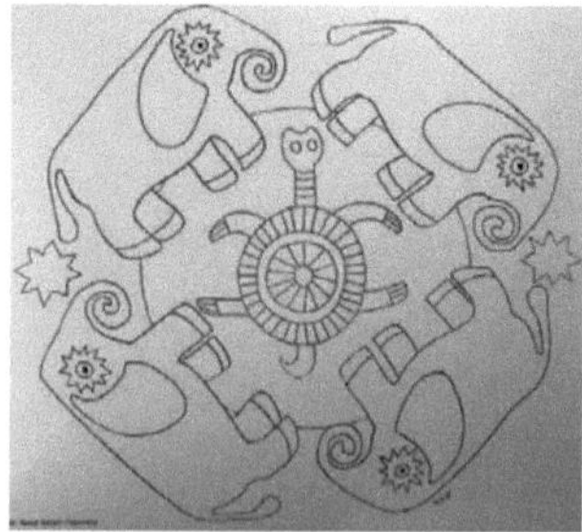

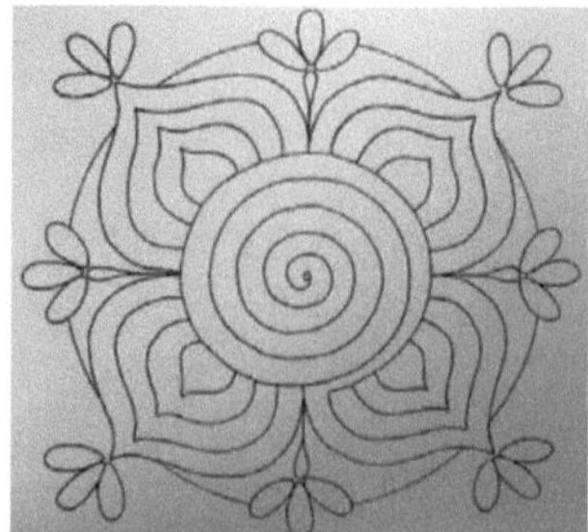

Annexe n°6 : exemples de mandala à dessiner

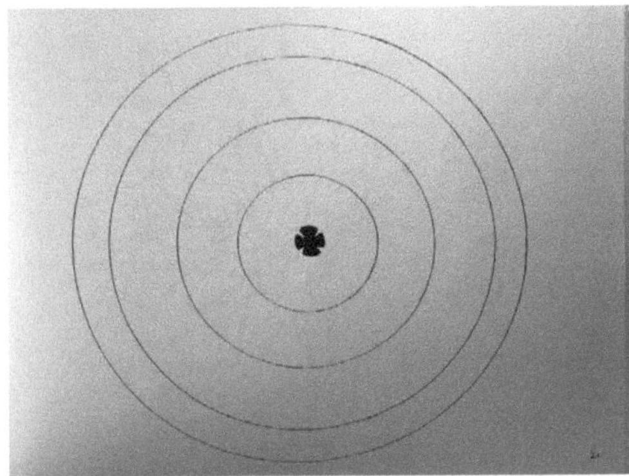

Annexe n°7 : les règles de mandala

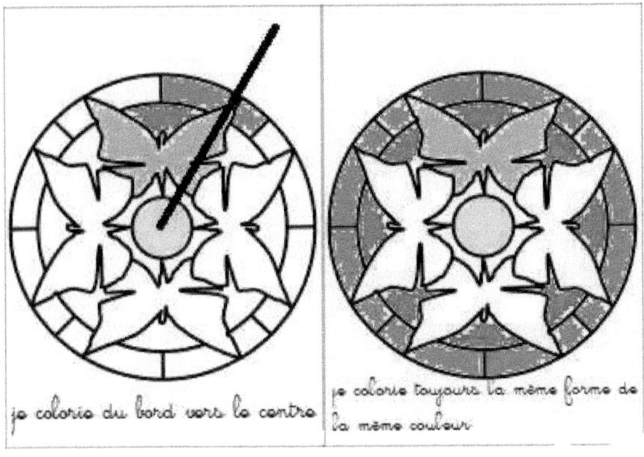

Annexe 8 : grille d'observation réalisée par Marie et Maxine

Grille d'observation des comportements de non-concentration des enfants

Bonjour monsieur/mesdames maitres de stage ! ☺ Merci de compléter cette grille une première fois avant ou lors de la première semaine de stage et une seconde fois la dernière semaine de stage. cette grille est complétée de manière globale et de votre point de vue d'instituteur(rice) dans votre classe. Cette grille avant/après va permettre de voir si les massages ont permis de favoriser la concentration des enfants dans votre classe et d'avoir des changements de comportements face aux apprentissages.

Prénom de l'enfant :	Avant/Après

N°	Critères	Ne le fait jamais	Le fait un peu	Le fait souvent	Le fait beaucoup	Commentaires…
1	A des besoins de mouvement, ne tient pas en place sur sa chaise					
2	Fait du bruit					
3	Est dans la lune, rêvasse					
4	N'écoute pas lorsqu'on lui parle personnellement					
5	Ne se conforme pas aux consignes					
6	Parle trop					
7	Eprouve des difficultés à se tenir tranquille					
8	Distrait les autres ou impose sa présence					
9	Remue les mains ou les pieds, se tortille sur sa chaise					
10	Se lève en classe lorsqu'il est supposé rester assis					
11	Perd les objets nécessaires à son travail					
12	Se laisse facilement distraire par des stimulus externes					
13	Évite ou fait à contre cœur la tâche demandée					
14	Éprouve des difficultés à organiser et à planifier ce qu'il doit faire					
15	Éprouve des difficultés à se mettre au travail					
16	Ne sait pas mener une activité à terme					
17	Eprouve des difficultés à suivre les consignes qui lui sont données (oralement)					
18	Tripote ses cheveux, ongles, doigts, vêtements, …					
19	Suce, mâche, mange pouce, vêtements, couverture, objets, …					
20	Remue ses bras/jambes					
21	Saute d'une activité non terminée à une autre					

Grille d'observation des comportements de non-concentration des enfants

Bonjour monsieur/mesdames maitres de stage ! ☺ Merci de compléter cette grille une première fois avant ou lors la première semaine de stage et une seconde fois la dernière semaine de stage, cette grille est complétée de manière globale et de votre point de vue d'instituteur(rice) dans votre classe. Cette grille avant/après va permettre de voir si les massages ont permis de favoriser la concentration des enfants dans votre classe et d'avoir des changements de comportements face aux apprentissages.

Prénom de l'enfant : Nafisa — Avant/(Après)

N°	Critères	Ne le fait jamais	Le fait un peu	Le fait souvent	Le fait beaucoup	Commentaires...
1	A des besoins de mouvement, ne tient pas en place sur sa chaise	mieux !	X			
2	Fait du bruit	X X				
3	Est dans la lune, rêvasse		X		X	
4	N'écoute pas lorsqu'on lui parle personnellement	X	X			
5	Ne se conforme pas aux consignes		XX			
6	Parle trop		XX			
7	Eprouve des difficultés à se tenir tranquille	X	X			
8	Distrait les autres ou impose sa présence	X	X			
9	Remue les mains ou les pieds, se tortille sur sa chaise		X	X		
10	Se lève en classe lorsqu'il est supposé rester assis	X	X			
11	Perd les objets nécessaires à son travail		XX			
12	Se laisse facilement distraire par des stimulus externes			X	X	

13	Évite ou fait à contre cœur la tâche demandée	X	X			
14	Éprouve des difficultés à organiser et à planifier ce qu'il doit faire			XX		
15	Éprouve des difficultés à se mettre au travail		X	X		
16	Ne sait pas mener une activité à terme		XX			
17	Eprouve des difficultés à suivre les consignes qui lui sont données (oralement)		X	X		
18	Tripote ses cheveux, ongles, doigts, vêtements, …				XX	
19	Suce, mâche, mange pouce, vêtements, couverture, objets, …	XX				
20	Remue ses bras/jambes	X	X			
21	Saute d'une activité non terminée à une autre		XX			

Grille d'observation des comportements de non-concentration des enfants

Bonjour monsieur/mesdames maitres de stage ! ☺ Merci de compléter cette grille une première fois avant ou lors la première semaine de stage et une seconde fois la dernière semaine de stage, cette grille est complétée de manière globale et de votre point de vue d'instituteur(rice) dans votre classe. *Cette grille avant/après va permettre de voir si les massages ont permis de favoriser la concentration des enfants dans votre classe et d'avoir des changements de comportements face aux apprentissages.*

Prénom de l'enfant : Angelina						Avant/Après (Après entouré)
N°	**Critères**	**Ne le fait jamais**	**Le fait un peu**	**Le fait souvent**	**Le fait beaucoup**	**Commentaires…**
1	A des besoins de mouvement, ne tient pas en place sur sa chaise	X	X	X		
2	Fait du bruit		XX			distraite, [illegible] avec les amies
3	Est dans la lune, rêvasse			X	X	
4	N'écoute pas lorsqu'on lui parle personnellement	XX				
5	Ne se conforme pas aux consignes	XX				
6	Parle trop				XX	
7	Eprouve des difficultés à se tenir tranquille		X	X		
8	Distrait les autres ou impose sa présence			X	X	
9	Remue les mains ou les pieds, se tortille sur sa chaise		XX			
10	Se lève en classe lorsqu'il est supposé rester assis	XX				
11	Perd les objets nécessaires à son travail			XX		
12	Se laisse facilement distraire par des stimulus externes			XX		

13	Évite ou fait à contre cœur la tâche demandée		X X			
14	Éprouve des difficultés à organiser et à planifier ce qu'il doit faire		X	X		
15	Éprouve des difficultés à se mettre au travail		X	X		
16	Ne sait pas mener une activité à terme	X X				
17	Eprouve des difficultés à suivre les consignes qui lui sont données (oralement)	X X				
18	Tripote ses cheveux, ongles, doigts, vêtements, ...			X X		
19	Suce, mâche, mange pouce, vêtements, couverture, objets, ...	X X				
20	Remue ses bras/jambes	X	X			
21	Saute d'une activité non terminée à une autre	X	X			

Angelina a pris beaucoup de plaisir

Elle réclame ceux-ci.

Lors des séances, elle s'applique sans parler.

La bienveillance est au RDV, ne distrait plus ses amies.

↳ +++.

Questionnaire de Conners pour les enseignants CTRS-R:S

(Conners Teachers Rating Scale-Revised : Short)

Nom de l'enfant ______________________ Sexe : M F | Date du test : ___ ___ ___

École : ______________________ Classe : ________ | Date de naissance : ___ ___ ___

Nom de l'enseignante : ______________________ | Âge : ___ ans ___ mois ___

Voici une liste de problèmes courants que les élèves peuvent présenter à l'école. Veuillez coter chaque item selon le comportement de l'élève durant le dernier mois. Pour chaque énoncé, demandez-vous « À quel point était-ce un problème durant le dernier mois ? », puis encerclez la réponse la plus adéquate. Si le problème ne s'est pas présenté ou très rarement, encerclez 0; s'il s'est très souvent ou souvent présenté, encerclez 3. Encerclez 1 ou 2 dans les cas intermédiaires. VEUILLEZ RÉPONDRE À TOUS LES ÉNONCÉS. Merci.

	PAS VRAI DU TOUT (jamais, rarement)	UN PEU VRAI (à l'occasion)	ASSEZ VRAI (souvent)	TRÈS VRAI (très souvent)
1. Inattentif, facilement distrait	0	1	2	3
2. Provoquant	0	1	2	3
3. N'arrête pas de bouger, gigote, se tortille	0	1	2	3
4. Oublie ce qu'il/elle a déjà appris	0	1	2	3
5. Dérange les autres enfants	0	1	2	3
6. S'oppose activement ou refuse de se conformer aux demandes de l'adulte	0	1	2	3
7. Toujours en mouvement, agit comme s'il était propulsé par un moteur	0	1	2	3
8. Faible en orthographe	0	1	2	3
9. Incapable de rester immobile	0	1	2	3
10. Rancunier ou vindicatif	0	1	2	3
11. Quitte son siège dans la classe ou dans d'autres situations où il devrait rester assis	0	1	2	3
12. Gigote des mains et des pieds ou se tortille sur son siège	0	1	2	3
13. Ne lit pas aussi bien que la moyenne des enfants de sa classe	0	1	2	3
14. Courte capacité d'attention	0	1	2	3
15. Réplique, s'obstine avec les adultes	0	1	2	3
16. Porte attention seulement à ce qui l'intéresse vraiment	0	1	2	3
17. A de la difficulté à attendre son tour	0	1	2	3
18. Manque d'intérêt pour le travail scolaire	0	1	2	3
19. Distractivité ou durée d'attention problématique	0	1	2	3
20. Crises de colère, comportement explosif, imprévisible	0	1	2	3
21. Court partout ou grimpe de façon excessive dans des situations où cela n'est pas approprié	0	1	2	3
22. Faible en arithmétique	0	1	2	3
23. Interrompt autrui ou s'impose (i.e. fait irruption) dans la conversation ou les jeux d'autrui)	0	1	2	3
24. A de la difficulté à jouer ou à s'embarquer dans un loisir calmement	0	1	2	3
25. N'arrive pas à terminer ce qu'il a commencé	0	1	2	3
26. Ne suit pas les consignes jusqu'au bout et n'arrive pas à terminer ses devoirs (cela n'est pas dû à un comportement oppositionnel ni à une incapacité de comprendre les consignes)	0	1	2	3
27. Excitable, impulsif	0	1	2	3
28. Agité, toujours en mouvement	0	1	2	3

QUESTIONNAIRE D'ÉVALUATION pour les enfants et adolescents avec difficulté d'attention, agitation et problèmes de comportement

Instructions:

Cochez ou faites un "x" dans la case selon que vous trouvez que le comportement ou l'attitude décrit(e) s'applique ou non à l'enfant pour lequel vous compléter le questionnaire

- cochez *"ne s'applique pas"* si vous trouvez que ce que l'on décrit ne se rencontre à peu près jamais chez votre enfant ou élève
- cochez *"s'applique un peu"* si ce que l'on décrit se rencontre parfois mais pas souvent
- cochez *"s'applique modérément"* si ce que l'on décrit se rencontre en quantité ou fréquence modérée
- cochez *"s'applique beaucoup"* si ce que l'on décrit se rencontre très souvenet chez l'enfant

Nom de l'enfant:______________________________

Date de naissance:__________Degré scolaire:_____

Ecole:____________________________

Complété par:_____________________ **parent(s)** ☐

Date:_____________ **enseignant** ☐

Conçu et réalisé par Pierre Poulin, pédiatre, CSSS Beauce

Questionnaire TDAH, page 1

	Cochez "ne s'applique pas" si vous trouvez que l'enfant ne présente pas les caractéristiques de l'énoncé décrit, ou une des autres colonnes si vous trouvez que l'énoncé s'applique un peu, modérément ou beaucoup à l'enfant ou à l'adolescent	Ne s'applique pas	S'applique un peu	S'applique modérément	S'applique beaucoup
1	souvent ne parvient pas à prêter attention aux détails ou fait des fautes d'étourderie dans les devoirs scolaires, ou dans d'autres activités				
2	a souvent de la difficulté à s'endormir le soir				
3	a des tics (mouvements ou bruits)				
4	a souvent du mal à soutenir son attention au travail ou dans les jeux				
5	conteste souvent ce que disent les adultes				
6	semble souvent ne pas écouter quand on lui parle personnellement				
7	se met souvent en colère				
8	souvent ne se conforme pas aux consignes et ne parvient pas à mener a terme ses devoirs scolaires ou tâches domestiques				
9	parle souvent trop				
10	est souvent anxieux ou nerveux à propos de certaines choses				
11	laisse souvent échapper la réponse à une question qui n'est pas encore entièrement posée				
12	a souvent du mal à organiser ses travaux ou ses activités				
13	commence souvent les bagarres				
14	a des oublis fréquents dans la vie quotidienne				

Questionnaire TDAH, page 2

Cochez "ne s'applique pas" si vous trouvez que l'enfant ne présente pas les caractéristiques de l'énoncé décrit, ou une des autres colonnes si vous trouvez que l'énoncé s'applique un peu, modérément ou beaucoup à l'enfant ou à l'adolescent		Ne s'applique pas	S'applique un peu	S'applique modérément	S'applique beaucoup
15	est souvent fâché et plein de ressentiment				
16	s'oppose souvent activement ou refuse de se plier aux demandes ou aux règles des adultes				
17	a souvent du mal à se tenir tranquille dans les jeux ou les activités de loisir				
18	est souvent "sur la brèche" (en action) ou agit souvent comme s'il était monté sur des ressorts (ne tient pas en place)				
19	ment souvent pour obtenir des biens ou des faveurs ou pour échapper à des obligations				
20	paraît souvent triste ou déprimé				
21	a souvent du mal à attendre son tour				
22	interromp souvent les autres ou impose sa présence (ex. fait irruption dans les conversations ou dans les jeux)				
23	est souvent susceptible ou facilement agacé par les autres				
24	fait souvent porter aux autres la responsabilité de ses erreurs ou de sa mauvaise conduite				
25	remue souvent les mains ou les pieds, ou se tortille sur son siège				
26	embête souvent les autres délibérément				
27	se montre souvent méchant ou vindicatif (veut se venger)				
28	se lève souvent en classe ou dans d'autres situations où il est supposé rester assis				

Questionnaire TDAH, page 3

	Cochez "ne s'applique pas" si vous trouvez que l'enfant ne présente pas les caractéristiques de l'énoncé décrit, ou une des autres colonnes si vous trouvez que l'énoncé s'applique un peu, modérément ou beaucoup à l'enfant ou à l'adolescent	Ne s'applique pas	S'applique un peu	S'applique modérément	S'applique beaucoup
29	manque souvent d'appétit				
30	a délibérément détruit le bien d'autrui				
31	souvent, court ou grimpe partout, dans des situations ou cela est inapproprié				
32	perd souvent les objets nécessaires à son travail ou à ses activités (ex. jouets, crayons, livres, devoirs)				
33	brutalise, menace ou intimide souvent d'autres personnes				
34	souvent se laisse facilement distraire par des stimulus (des choses qu'il voit ou entend) externes				
35	souvent, évite, a en aversion, ou fait a contrecoeur les tâches qui nécessitent un effort mental soutenu (ex. travail scolaire)				
36	a fait preuve de cruauté physique envers les animaux				

Commentaires:

Merci de votre collaboration!

T D A H

TROUBLE DÉFICITAIRE DE L'ATTENTION ET DE L'HYPERACTIVITÉ

QUESTIONNAIRE D' ÉVALUATION

NOM DE L'ENFANT :_________________DATE DE NAISSANCE :_______________

À COMPLÉTER PAR :_________________DATE :___________NO DOSSIER :______

Jamais	Occasionnellement	Souvent	Très souvent
1	2	3	4

1.N'arrive pas à prêter attention aux détails ou fait erreurs de distraction dans ses travaux scolaires, son travail ou dans d'autres activités.	1	2	3	4
2. Éprouve de la difficulté à maintenir son attention dans ses tâches ou ses activités de jeu.	1	2	3	4
3. Ne semble pas entendre lorsqu'on s'adresse directement à lui (elle)	1	2	3	4
4. Ne suit pas les consignes et ne réussit pas à terminer ses travaux scolaires, ses tâches, ou ses obligations au travail(non dû à un comportement d'opposition ni à une incompréhension des consignes	1	2	3	4
5. Éprouve de la difficulté à organiser ses tâches et ses activités.	1	2	3	4
6. Évite, déteste fortement, ou est réticent (e) à accomplir des tâches nécessitant un effort mental soutenu (telles que les travaux scolaires à l'école ou la maison)	1	2	3	4
7. Perd des choses nécessaires pour ses tâches ou pour ses activités(par exemple, jouets, carnets de leçons, crayons, livres ou outils).	1	2	3	4
8. Est facilement distrait(e) par les stimuli environnants	1	2	3	4
9. Est porté(e) aux oublis dans ses activités quotidiennes.	1	2	3	4

Veuillez compléter le verso s'il-vous-plaît

Échelle T.D.A.H. (adaptée à partir de l'échelle D.A.H., Dr Maurice Boudreault, Centre de pédopsychiatrie de Québec (anciennement HDSC)

Jamais	Occasionnellement	Souvent	Très souvent
1	2	3	4

10. Agite ses mains, ses pieds ou se tortille sur sa chaise.	1	2	3	4
11. Quitte son siège en classe ou dans d'autres situations ou il est requis de rester assis.	1	2	3	4
12. Court partout ou grimpe de façon excessive dans des situations où cela est inapproprié (chez l'adolescent(e) ou l'adulte, peut se limiter à la sensation subjective d'agitation.	1	2	3	4
13. Éprouver de la difficulté à jouer calmement ou à s'engager dans des activités de loisirs tranquilles.	1	2	3	4
14. Est en action ou agit comme s'il (elle) était mu(e) par un moteur.	1	2	3	4
15. Parle de façon excessive.	1	2	3	4
16. Se précipite pour répondre à des questions avant même que l'on ait fini de les poser.	1	2	3	4
17. Interrompt ou s'impose(par exemple s'immisce importunément dans les conversations ou les jeux).	1	2	3	4
18. Dans la mesure ou vous pouvez répondre à cette question, les comportements auxquels vous avez répondu «souvent» ou « très souvent»durent depuis combien de temps (encerclez une réponse)?	1) moins de 6 mois 2) plus de 6 mois 3) je ne sais pas			
19. (Questions à l'attention des parents)À votre connaissance, quel âge votre enfant lorsqu'il (elle) a commencé à présenter plusieurs des comportements que vous avez indiqués comme «souvent» ou« très souvent»?	________ans			

Avez-vous des commentaires à formuler?

1)Points forts :

1)Points faibles :

1)Commentaires :

Échelle d'évaluation SNAP-IV 26

James M. Swanson, Ph.D., University of California, Irvine, CA 92715

Nom : ____________________ Sexe : __________ Âge : __________

Niveau scolaire : __________ Rempli par : ____________________ Date : __________

Pour chacune des questions, veuillez cocher la colonne qui décrit le mieux l'enfant	Jamais	Parfois	Souvent	Très souvent	Non évalué
1. Souvent ne parvient pas à prêter attention aux détails ou fait des fautes d'étourderie dans ses travaux scolaires					
2. A souvent de la difficulté à soutenir son attention dans les tâches ou dans les jeux					
3. Semble souvent ne pas écouter lorsqu'on lui parle personnellement					
4. Souvent ne se conforme pas aux consignes et ne parvient pas à terminer ses travaux scolaires					
5. A souvent de la difficulté à organiser ses tâches ou ses activités					
6. Souvent, évite, a en aversion ou fait à contrecœur les tâches qui nécessitent un effort mental soutenu					
7. Perd souvent les objets nécessaires à ses tâches ou activités (p. ex. devoirs de classe, stylos ou livres)					
8. Se laisse souvent distraire par des stimulus externes					
9. A des oublis fréquents dans les activités de la vie quotidienne					
10. Agite souvent les mains ou les pieds					
11. Se lève souvent en classe alors qu'il devrait rester assis					
12. Souvent, court ou grimpe partout, dans des situations où cela est inapproprié					
13. A souvent du mal à se tenir tranquille dans les jeux ou les activités de loisir					
14. Est souvent en mouvement ou agit souvent comme s'il était « monté sur des ressorts »					
15. Parle souvent trop					
16. Laisse souvent échapper la réponse à une question qui n'est pas encore entièrement posée					
17. A souvent de la difficulté à attendre son tour					
18. Interrompt souvent les autres ou impose sa présence (p. ex. intervient dans les conversations ou dans les jeux)					
19. Se met souvent en colère					
20. Conteste souvent ce que disent les adultes					
21. S'oppose souvent activement ou refuse de se plier aux demandes ou aux règles des adultes					
22. Contrarie souvent les autres délibérément					
23. Fait souvent porter aux autres la responsabilité de ses erreurs ou de sa mauvaise conduite					
24. Est souvent susceptible ou facilement agacé par les autres					
25. Est souvent fâché et plein de ressentiment					
26. Se montre souvent méchant ou vindicatif (veut se venger)					

VOIR SUITE AU VERSO ▶

Avez-vous des commentaires à formuler ?

Points forts :

Points faibles :

Commentaires :

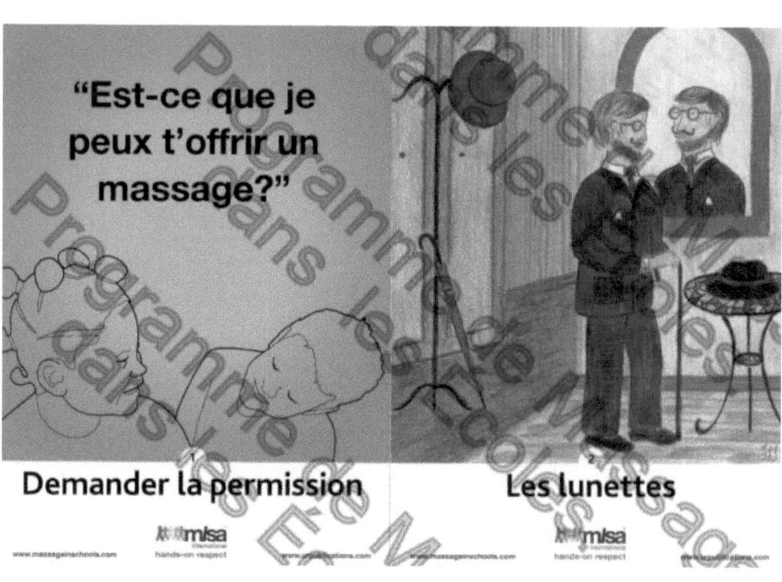
"Est-ce que je peux t'offrir un massage?"
1
Demander la permission
2
Les lunettes
misa
hands-on respect
www.massageinschools.com

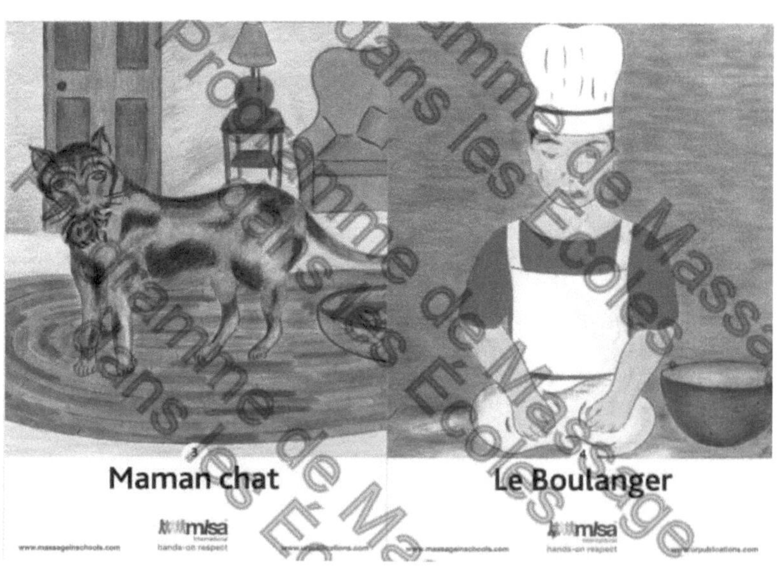
3
Maman chat
4
Le Boulanger
misa
hands-on respect
www.massageinschools.com

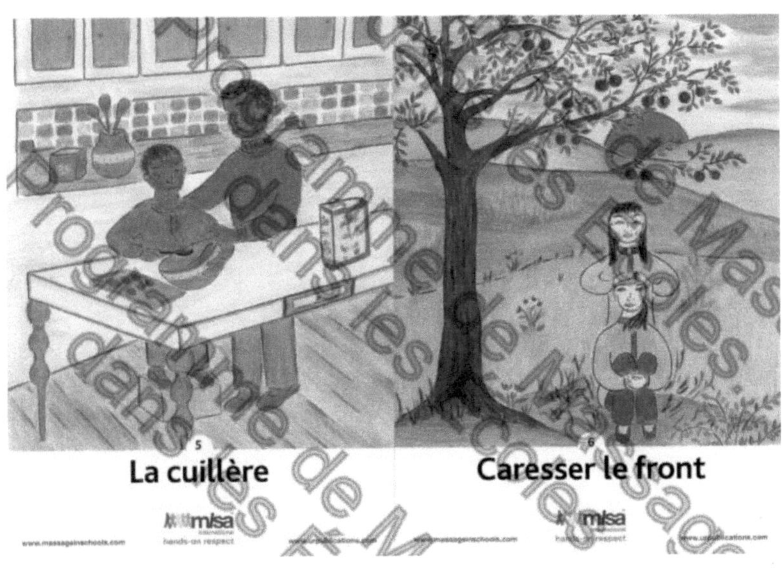
5
La cuillère
misa
hands-on respect
www.massageinschools.com
6
Caresser le front
www.urpublications.com

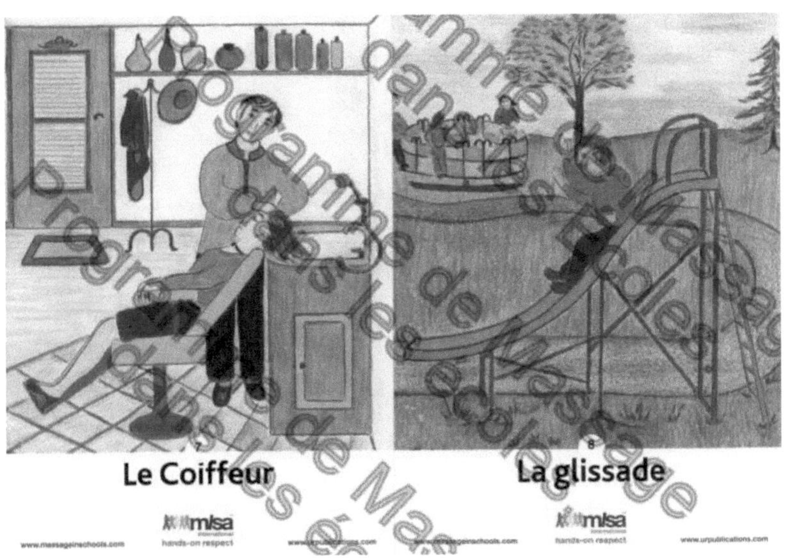
7
Le Coiffeur
misa
hands-on respect
www.massageinschools.com
8
La glissade
www.urpublications.com

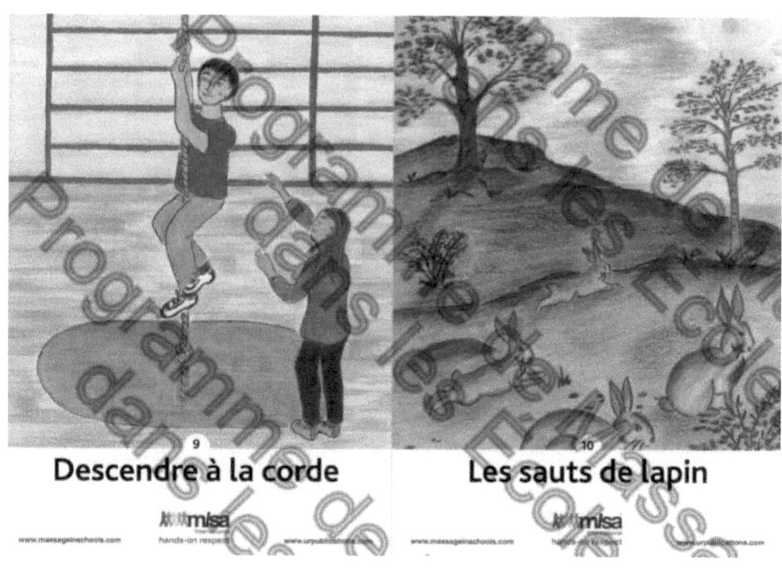
9
Descendre à la corde
misa
hands-on respect
www.massageinschools.com
www.urpublications.com
10
Les sauts de lapin
misa
www.massageinschools.com

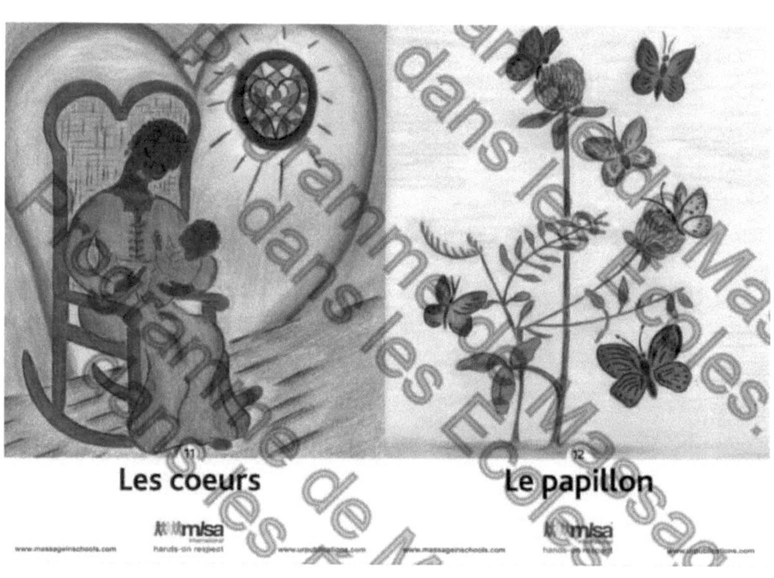
11
Les coeurs
misa
hands-on respect
www.massageinschools.com
www.urpublications.com
12
Le papillon
misa
www.massageinschools.com

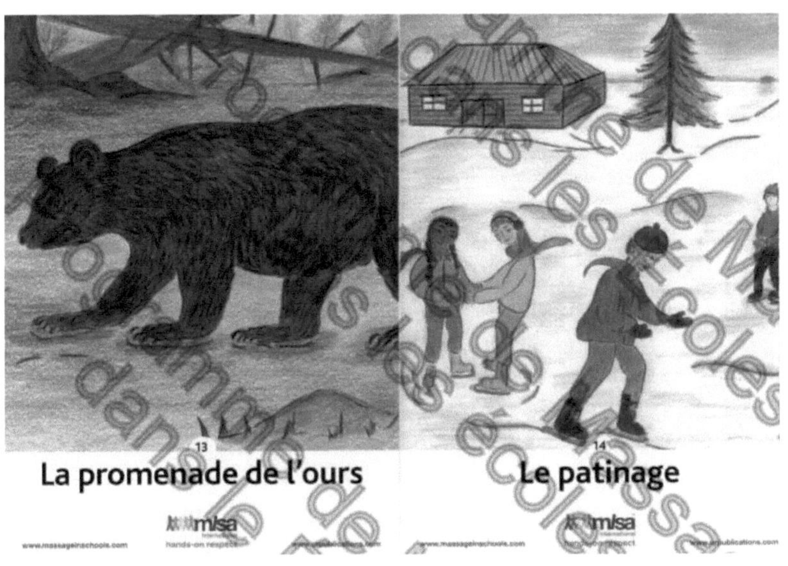
13
La promenade de l'ours
m/sa
hands-on respect
www.massageinschools.com
www.urpublications.com
14
Le patinage
m/sa
www.massageinschools.com
www.urpublications.com

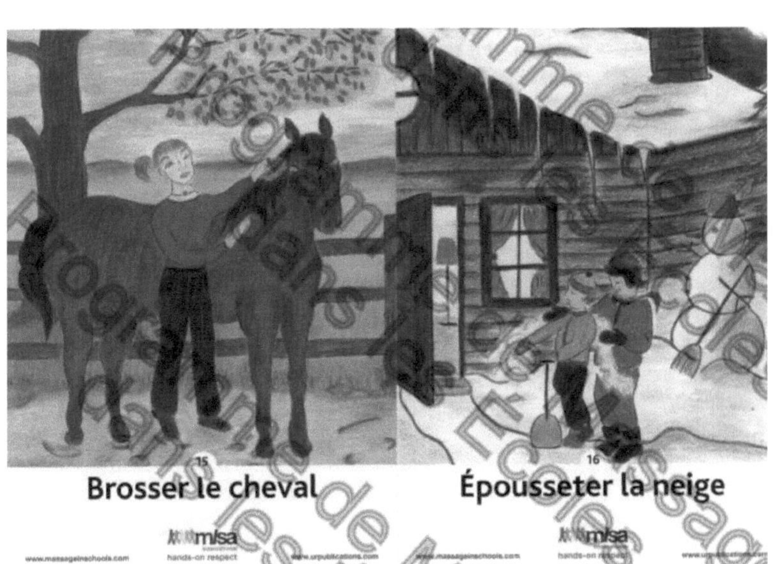
15
Brosser le cheval
m/sa
hands-on respect
www.massageinschools.com
www.urpublications.com
16
Épousseter la neige
m/sa
hands-on respect
www.massageinschools.com

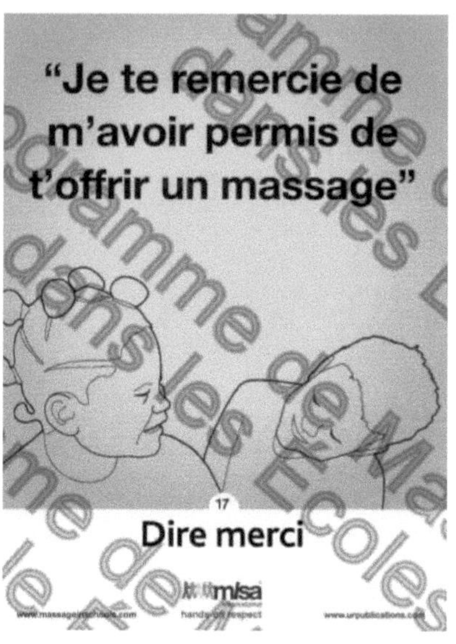
"Je te remercie de m'avoir permis de t'offrir un massage"
17
Dire merci

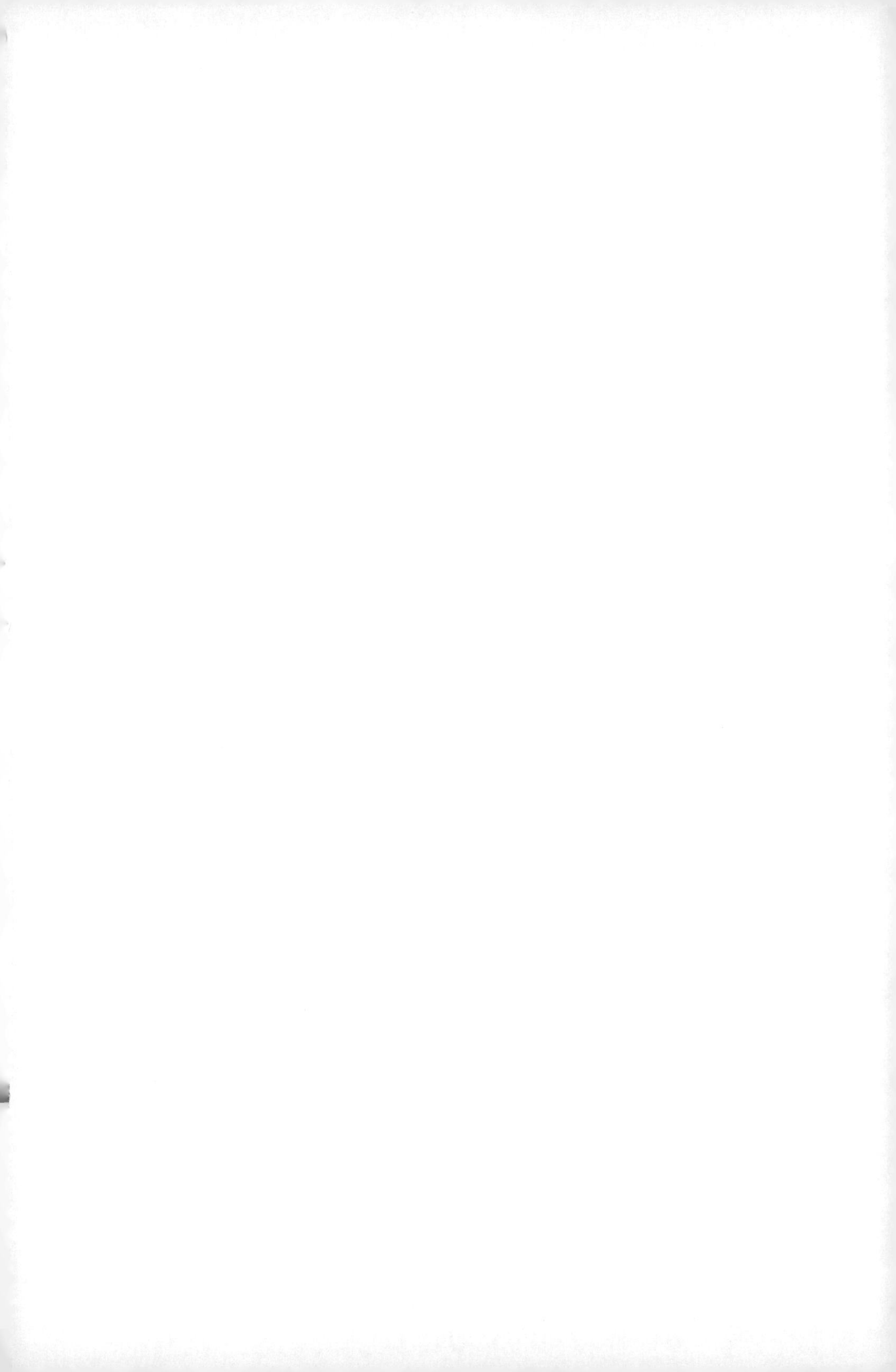

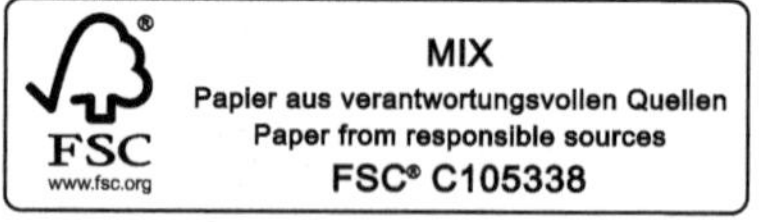

Printed by Books on Demand GmbH, Norderstedt / Germany